JN033633

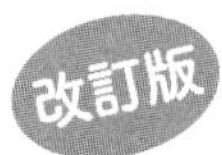

健康と美容を保つ、スチームテラピー！

黄土漢方蒸し

「黄土漢方蒸し」インストラクター
小林 雅江

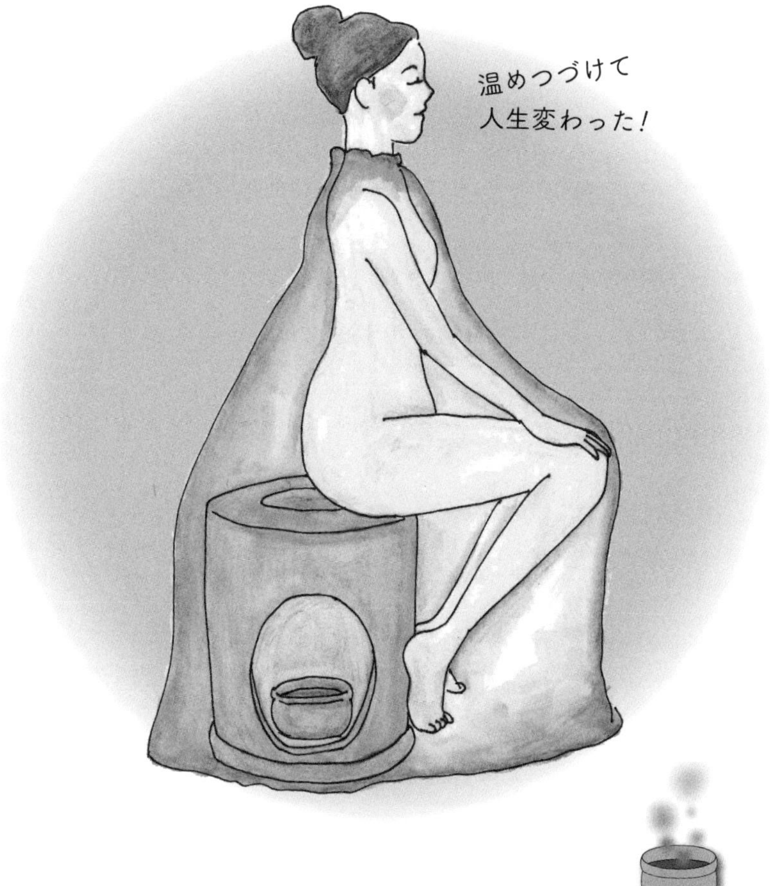

温めつづけて
人生変わった！

笑がお書房

はじめに

以前「筋肉は裏切らない」という言葉が流行っていました。最近はコロナ対策で外出を控えるため、運動不足でマスコミも自宅などでの筋トレを勧めていますね。

筋トレをすれば筋肉がつき、体脂肪や体重や体型が変わり、体を作る組織も変わるので体にも良いということで、それだけ健康への意識が高い時代ともいえます。

私も筋トレはしていますが、それ以上にハマっているのが、毎日の『黄土漢方蒸し』(『黄土よもぎ蒸し』ともいう)です。2007年にAsuca(あすか)というメーカーの黄土漢方蒸しの7点セットを入手して以来、ほぼ毎日のように自宅で蒸されて、体全体を温め続けています。

私は、黄土漢方蒸しを体験することで体質改善が出来ました。そのおかげで、ここ10年ほど風邪や発熱、お腹を壊したぐらいではお医者さんに行きませんし、薬も飲まずに元気に過ごしています。

体は、負担をかけ過ぎれば疲れるし、無茶や無理をしてストレスをため過ぎると病気になります。体に悪いことをし、いじめ続ければ、もろくなり壊れやすくなります。

反対に体に良いことをして癒してあげ、休養させて、心と体を大切にし続ければ、体は回復し、元気になり、病気になりにくくなります。

宝くじとか、人との出会いなど神頼みや運だけでは、良くも悪くも思い通りにはいきませんが、健康は、良いことをやったらやった分、たとえ少々の時間でも、体はそれに応えてくれますし、それに見合った結果が必ずついてくるのです。

予防医学という言葉も、筋トレ同様、最近よく聞かれるのですが、黄土漢方蒸しもその一つで、「痛い」「苦しい」となる前の「疲れたなぁ」「ちょっとしんどいなぁ」「なんとなく体が重いなぁ」「少しだるいなぁ」のうちに蒸されることで体を回復させます。

黄土漢方蒸しは、サウナが苦手な方でも快適に利用できますので、体温があがり、免疫力がアップしますから、病気の予防には最適なのです。

さらにそれを継続することで体質改善にもつながります。

元気バロメーターがマイナスだったら、休養をとればゼロに近づきます。ゼロからプラスにするには、さらに体に良いことを行えばよいのです。私はそれを「健康貯金」と呼んでいるのですが、健康貯金が貯まれば貯まるほど、備えとなって、疲れにくくもなり、ひいては病気も寄せ付けなくなると思うのです。

筋トレのように、黄土漢方蒸しも、やればやった分だけ健康になり、予防となって、いざという時に裏切らない！と私は体験から学びました。

災害も多い昨今、防災グッズが飛ぶように売れています。健康も「備えあれば憂いなし」という自分で自分を守る時代が到来しているのです。

「がん細胞は、冷たくて無酸素な場所が大好き」と言われています。条件的に増殖しやすいからです。がんに限らず健康の基本は体が冷えていないこと。温かい体で悪いことは何一つありません。かといって、熱過ぎるのは刺激になるためNG。お風呂や温泉に入るように気持ちいいと思える温度が、東洋医学では良いこととされています。

また体温は、１度上がると免疫力は低い人より５倍アップすると言われています。精神的にも不安や恐怖心が軽減されるなど、良いことづくしです。体を温めること、冷えを取ることによって、さまざまな体の悩みや心の悩みまでが改善されます。

私はその学んだ経験を通して、お一人でも多くの方に、Asucaの黄土漢方蒸しで「健康貯金」をし、いざという局面を元気に乗り切ってもらい、病気にならない、健やかな人生を送れるように、そんな願いを込めて、今回、私の黄土漢方蒸しサロン『わいは★まはろ』での体験を中心に、本を書かせていただきました。

私は現在、鹿児島でAsuca黄土漢方蒸しの代理店サロン『わいは★まはろ』を両親と一緒に営んでおります。

店名の「わいは」は、青森県の方言で、「めっちゃ！びっくり！」という意味。「まはろ」は、ハワイの言葉で「ありがとう」という意味です。

めちゃくちゃびっくりするほど、

- 元気になって
- 癒されて
- 綺麗になって
- 健康になって

ありがとうという意味を込めて、命名しました。

ではなぜ、私がこんなにも『Asucaの黄土漢方蒸し』にこだわるのか、そして健康にこだわるのか、その体験を本書でお話していきたいと思います。

もくじ

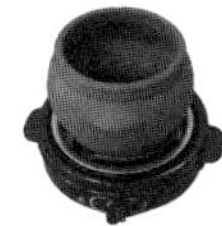

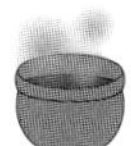

第1章

知らなかった、こんなにも健康が大事だなんて

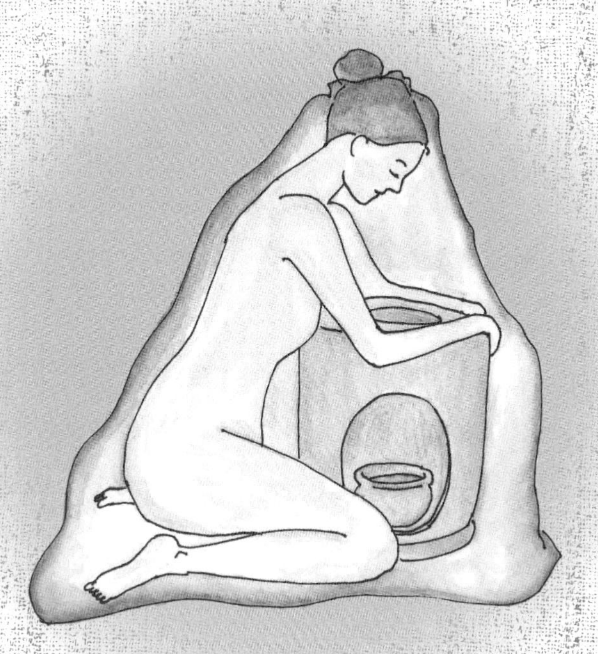

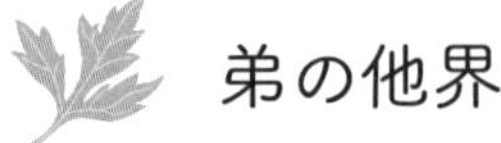

弟の他界

今から18年前の11月。珍しく弟から電話がかかってきました。

その当時、弟はある制作会社に就職し、テレビドラマのＡＤをしながら、映像の勉強をしていました。夢は映画監督になること。

一足先に上京し、就職した私を追いかける形で東京の大学に入学した弟は、新聞奨学生をしながら大学に通っていて、頻繁には会えませんでした。制作会社に就職してからは、さらに忙しくなり、滅多に会うことはなかったので、弟の方から電話をかけてくるなんて、よほどのことだと思いました。

「ねえちゃん、悪いんだけど、少しお金を貸して欲しい」

弟の用件は、通院している今の病院へ行くお金がないということでした。

待ち合わせの場所に行ってびっくり。

目の周りは腫れあがり、頬の皮膚がパックリ割れて明らかに普通の状態ではなく、これまでに見たこともない姿で現われたのです。誰かと喧嘩でもして怪我をしたかのような印象でした。しかし弟は、アルバイト先の焼き肉屋ではお客さんから「お兄さん格闘家？」とよく言われると笑っていました。

制作会社はすでに辞めていて、アルバイト生活をしながら、合間に浮かんだアイデアをもとに脚本を書いて生活しているということでした。

前に会った時は、見た目はいつも通りでしたが、鼻の調子が悪いと言いながら、ずっと鼻をかみつづけていて、「病院で蓄膿症と診断された」と話していました。

今の私なら、そんな姿を見れば、すぐにそれはただの蓄膿症ではなく、すぐに大きな病院で診てもらうように説得していたはずですが、その頃はまだ、今のように体質改善やセルフメンテナンスに携わる仕事には就いてなく、健康についての関心もなかったため、そのままにしていました。

お金を受け取り、カブ（オートバイ）に乗って走り去る弟の後ろ姿を見送りながら、今まで感じたことのない不安な気持ちになったのを今も覚えています。

そして、ここからが急展開の始まりでした。

まず弟は、当時お付き合いをしていた彼女に連れられて、都内で有名な大きい耳鼻咽喉科の病院で診察を受けます。

「親に心配をかけたくない。映画監督になる夢を反対されたくない」

という思いが強かった弟は、それもあって私にお金を頼んで来たのでした。あとでわかったことですが、実はうすうす自分がただの蓄膿症ではないと感づきながらも、大きな病院へ行って診察を受けることも避けていたようでした。

さすがに見かねた彼女がインターネットでいろいろ調べて、強引に病院へ連れて行ってくれました。

診断の結果、もちろん蓄膿症ではありませんでした。一刻も早く、親元に近い血液内科がある病院へ入院が必要と言われ、そのまま入院。両親もかけつけました。

「息子さんは悪性リンパ腫です。それもかなり進行しています。生存確率は６％。現在、悪性リンパ腫の確実な治療法はなく、抗がん剤をうつしか手がありません。

西洋医学だけがすべてではないので、他に手段がないか、ご両親の方でも調べて検討してみてください」

先ほども述べたように、私たち家族は、当時、健康への関心が低く、西洋医学と東洋医学の違いも知らないような状態でした。

手探り状態の中、山梨県にある食事療法や温熱療法をメインに治療する病院へ転院。

そこで様々な民間の温熱療法を目にしました。

こんにゃくを温めて湿布代わりにして下腹部にあてたり、亜麻仁油を飲んだり、コーヒー浣腸なんていうのもしました。さらに自分たちでも調べて、爪もみや枇杷の葉温灸なども試しました。

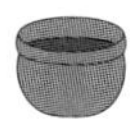

病気が発覚してから２ヵ月間で、抗がん剤を８回打ちました。弟の髪の毛はすっかり抜け落ち、体もみるみるやせ細り、弱っていきました。お医者様の助言により東洋医学も施しました。しかし、そのような努力もむなしく、弟はこの世を去りました。

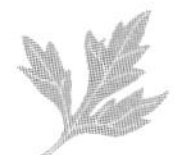

私のアトピー性皮膚炎の重症化

父、母、私、５つ年下で末の弟と家族全員が気落ちし、精神的ショックが大きい中、今度はその１年後に私が、重度のアトピー性皮膚炎を発症。もともとアトピーの症状はありました。幼い頃から肌は弱かったのですが、アトピーの症状が出始めたのは、中学３年の頃。最初はおでこが痒いだけでした。それが高校２年生の夏休みに爆発的に症状が悪化し、病院でアトピー性皮膚炎と診断され、ステロイド薬を処方されました。

原因は不明。思い当たることと言えば、部活動が大変厳しい学校でしたので、強いストレスとプレッシャーがあり、夏休みの間だけで一気に体重が10キロ減り、生理が止まってしまったことです。その後、生理は半年きませんでした。

半年後にやってきた生理はとても重たくて、痛みも激しく、合唱コンクールのリハーサル中に倒れてしまい、早退したことを覚えています。

ステロイド薬を塗りながら、騙しだまし過ごす中で、部活動を引退した頃からアトピーの症状は増しになりました。そして社会人になってからも落ち着いていたのですが、弟の他界の翌年から爆発的に症状が悪化し、仕事や私生活に支障が出始めてしまい、自宅療養を余儀なくされました。

頭からは大きな皮膚がはがれおちてフケのようになり、眉毛も抜け落ち、目の周りは掻き過ぎて視力が落ちるほど。首や手首、肘や膝裏などの関節の皮膚は切り傷のように裂けて出血。その血がかさぶたになる頃が最も痒いため、また更に掻きむしってしまい、腫れあがり痛くて曲げられなくなり、母に手助けをしてもらっていました。

夜布団に入り、やっと寝られそうだなと思う時には、激しい痒みが襲ってきて、それでも掻かないように両手を紐で縛り、ダンベルに結びつけたり、また片手を母の腕にくくりつけて添い寝をしてもらい、私が起き上がって掻こうとするのを止めてもらったこともありました。でもそれを力で振りほどき、隣の部屋で一人、もう発作のように、ひたすら何時間も全身の皮膚という皮膚を掻きむしり続けていました。

そのまま一睡も出来ずに朝を迎え、洗面所に行き、鏡を覗くと、そこには、顔から、腕から、太もも、ふくらはぎ

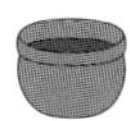

まで全身血まみれの自分が写っていて、自分で自分を止められず掻きむしった自分を責めて落ち込む自分がいました。

そんな朝が毎日続いたように記憶しています。アトピーの方なら共感していただけるかもしれません。

衣服を着ても、脱いだ時に血や汁で固まりかけた皮膚が一緒にはがれてしまうので、家の中で全裸のような姿で過ごし、通院のため外出する時は、ガーゼや包帯で血や汁が出る箇所を覆ったうえで、夏でもタートルネックや長袖を着て電車に乗り、掻きむしり過ぎて紫色に腫れあがった顔を見られるのが嫌で、俯いて地面ばかりを見ながら歩きました。

遠方にアトピー性皮膚炎専門の医者がいると聞けば、両親の運転で、私は後部座席で横になりながら通いました。

アトピー性皮膚炎になったことがある方ならおわかりかと思うのですが、アトピー性皮膚炎は本当にやっかいで、先の見えないトンネルのような、心身共に大変な病気です。一般的には完治は無理と言われていて、一生つき合わなければならない病です。

私自身も、この時、もう自分は一生、毎晩襲ってくる痒みと共に過ごし、働くことはもとより、まともに出かけることすらできないまま、引きこもって生きていくのだと、普通の社会生活は諦めていました。

蒸気を当てる「黄土漢方蒸し」との出会い

それでも、何とか回復させたいと、母は毎日のように、お水を変えて治る人がいるのだと聞けば浄水器を購入してくれたり、アトピー性皮膚炎に良いサプリメントやスキンケア、寝具や衣類などがあると分かれば、それもすぐに購入。

1台何十万円もする浄水器、それも飲用だけでなくお風呂用のものも含めると、何台も買い替えましたし、サプリメントやスキンケアも何社もブランドチェンジをしました。

そのたびにお金がたくさんかかり、薬ではないため、症状の変化が表れるまで日数がかかりますから、数日間試し続けるのですが、症状に波があり効果は分かりませんでした。

ちょっと良くなったかなぁと思うと、今度はその倍以上の悪い症状を繰り返すのです。

そこを乗り越えれば、ひょっとしたらスムーズに良くなっていたかもしれませんし、良くなった方もおられたのでしょうけど、根気がなく、ブランドチェンジをし過ぎた私は、「またか」と、気落ちするばかりでした。そのうち母や母の友人や知人の方たちのことが信じられなくなり、裏切られるのが嫌で様々な勧めも拒否するようになってしまいました。

人間不信に近い心理状態だった私は、私のためを思ってくれる家族や周囲の方々の気持ちを理解する余裕がなかったのですが、今にして思えば、24歳というまだ若い息子に先立たれ、翌年には姉の私がアトピー性皮膚炎の重症化で、社会生活を送るのが困難となり、自宅療養を余儀なくされるという不幸に見舞われた両親の苦労、心痛はいかばかりだったかと、17年経った今、そのことを考えると胸が張り裂けそうになります。

そのような苦しい自宅療養の日々が9ヵ月続きましたが、いろいろ試す中で症状も大分よくなり、ようやく社会復帰ができました。とはいえ、アトピーの症状が完全に良くなったわけではなく、肘の内側や膝裏、首などには、たびたび痒みが襲いましたし、9ヵ月の間に掻きむしった痕が赤紫色に色素沈着していましたので、無意識のうちに人目を気にして、それがストレスになっていました。

痒みも、仕事中はなんとか我慢ができるのですが、帰宅すると我慢ができなくなり、堰を切ったように掻きむしることもしばしばでした。そしてその行為は、やはり自身への強いストレスとなり、イライラしたり、わけもなく不安になったりして、眠れない夜が繰り返し続きました。

私の場合は、特にアトピーの症状とこのネガティブな感情の負のループにより、当時体に良さそうなサプリメントをいくつか飲んではいましたが、改善には至らなかったのです。

もうこのままでいい。と、以前よりはまだ増しだと思って生活していたある日、当時勤めていた職場の閉店に伴い東京へ移動することになりました。

ふたたび上京した私は、アトピーとの付き合い方にも大分慣れてきて、ごまかしながらでも、普通に働けることが満足でした。そんな中、高校卒業後に初めて就職した時代に、毎週のように通っていた三軒茶屋にあるリフレクソロジーサロンのオーナーと再会しました。

当時もアトピーの症状は多少あったのと、冷え症と花粉症が年々ひどくなり、夜は眠れませんでした。そんな私の唯一の楽しみは、アロマの香りに包まれながら足裏からふくらはぎをしっかりマッサージしてもらうリフレクソロジーでした。

「かかとまわりやくるぶしの辺りが堅く、冷えています。このあと代謝があがりお手洗いが近くなるかもしれません。その時はお水か、温かいハーブティーを飲んで、体の外に出しましょう」

私には「代謝？代謝っていったい何？」と、リフレクソロジストの方々の言葉がとても新鮮でかつ刺激的でした。同時に、徐々に代謝だとか、足つぼだとか、血流やリンパといったワードが耳に馴染むようになり、知らず知らずのうちに人の体や自分自身の体に興味や関心をもつきっかけとなり、たった1時間の施術でも、サロンの帰り、自分の足がとても軽いうえに、なぜか心も軽くなっていることに気がつきました、

人の体は心とつながっているのだと実感し、こういう仕事って、とても良い仕事だなと思っていました。

二度目の上京でまたオーナーと再会し、少しずつ人の体を癒す仕事にふたたび興味を持ち始めた私は、「これからは女性も手に職をもって、自立して働く時代」というオーナーの言葉に胸打たれ、リフレクソロジーを習うことにしました。本当にただ漠然とした気持ちでしたが、将来役に立つかもしれないという直感でした。

同じころ父と母が60の手習いで、マッサージ師の資格を取りに、あるサロンへ通い始めたというではありませんか。父は長年勤めた大手企業を定年で退職。何を思ったか、サラリーマンとは関係のないスポーツマッサージ師という

職業に就こうと思い立ち、しかも母もリンパドレナージュを習い、夫婦で店を持とうと思っていたのです。

その後、様々なタイミングが重なり、私は再び親元へ戻ることにしました。両親と共に資格を取ることを考えたのです。そして半年ほどサロンに通い、民間のマッサージ師の資格を、両親と一緒に取得することができたのです。

開業場所は母の故郷である鹿児島にしようと、家族で話し合って決めました。その準備が進む中で、資格取得のため通っていたサロンのメニュー、「黄土漢方蒸し」（当時はまだ呼び名が「よもぎ蒸し」だった）に、母が興味を持ったのです。

そのサロンの隅には、パーテーションで仕切った狭いスペースがあって、その真ん中の壁際に、何やら黄土色の土器のような雰囲気をもった、正面に窓というか穴が開いた座椅子が置いてあったのです。

しかも、よく見ると、座面中央にもぽっかり穴が開いていて、なんだか不思議な型をした見たことのない道具でした。

・生理不順や生理痛の軽減

・体質改善

・アレルギーやアトピーなどの肌質改善

・冷え症改善

・不妊や妊活に良い

と宣伝されていたその「漢方蒸し」は、当時はまだ日本では馴染みもなく、知られていませんでした。母は、「これは娘に良さそう」と直感したそうで、しきりに受けてみるよう私に勧めるのでした。

「どうせまた良かったり悪かったりの繰り返しだし、今、せっかく症状は落ち着いているのだから、お母さん余計なこと言わんで」

まだまだ疑心暗鬼、人間不信がしこりのように残っていた私は、頑なに断り続けていたのですが、サロン通いも卒業間近となったある日、「じゃあ、1回だけ」と根負けして、試しに受けてみることにしたのです。

説明を受けながら、とても面くらいました。マントをかぶるとはいえ、全裸になって、しかも、膣と肛門の間（会陰）を、椅子に座りながら、座面中央に空いた穴から立ち上る蒸気に当てるというのですから。体験したリフレクソロジーサロンでさえ、施術着に着替えることはあっても、全裸はなかったからです。

しかも、椅子の穴から立ち上る蒸気は、めちゃくちゃ熱そうで怖い感じです。正直、最初は、そのようにネガティブな気持ちになってかなり躊躇し、しぶしぶといった感じでマントに着替えたのを覚えています。

いざ！勇気を振り絞って、おそるおそる座器に腰をおろしてみました。
「ん？　あれ？」思っていたのと違う。想像よりも熱くない。むしろ、なんか、ポカポカして気持ちよくなってきた。
「えっ嘘！」驚きと共に、下腹部、特に子宮と思われる個所から少しずつ、内臓がこう温まってくる感じがなんとも心地いいのです。
あと、なんといっても不思議なことは、汗がどんどん出るのにまったく痒くない。これは衝撃でした。しかも、漢方蒸しが終わると、ふつふつと湧いて出ていた汗が、すっと引いてさっぱりとしたのです。

汗をかくと、アトピーのところが沁みて痒くなるので、一年中、なるべく汗をかかない工夫をしながら生活していて、お風呂に入るのも正直億劫だった私にとって、これはかなりの衝撃でした。
たった30分で、しっかり温まるだけでなく、漢方蒸しをしたその日は、一日中ポカポカするのもかなり驚きでした。
「マッサージとあわせて行うと、より効果が出る」とサロンからのアドバイスもあり、
こうしてまずは、創業2005年の、Asuca（アスカ）という、

日本に初めて「黄土を用いた漢方蒸し」を導入したメーカーのセット一式を、両親が購入してくれました。

こうして我々家族は、一念発起し、母の故郷鹿児島へ移住したのでした。しかしまだこの時は、購入した「黄土漢方蒸し」で、多くの感動や驚きの体験が得られるとは、夢にも思っていませんでした。

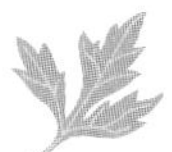

アトピーは治らない病気ではない

鹿児島で私は、派遣のアルバイトなどしながら、まずは自分自身が一番の愛用者になろうと思い、できるだけ毎日、漢方蒸しに入るようになりました。

続けていくうち、劇的変化はありませんでしたが、蒸されている間、汗をかいても痒くないことや、芯から温まって、とにかく気持ちが良いことから苦にならず、楽しく続けることができました。

ある時、派遣先の職場が、大変埃っぽく、タバコの煙も漂うような場所だったせいか、再び肌が荒れてしまいました。アレルギーが出たのかな？と思っていましたが、病院には行きませんでした。不思議と痒みはなく、ただ赤くなって炎症を起こすような状態が続きました。

そんな時でも、というか、そんな時こそ必要なのではと、必死に漢方蒸しを続けて約3週間。赤みがしだいに引いて、気づけばすっかり肌荒れがなくなっていました。

その間の私の漢方蒸しのデトックス結果は、黄土壷の中のお湯と薬草状態で分かるのですが、通常、黄色っぽい泡が浮いていたり、茶色の油膜が水面に張るものが、黒茶色の泡が黄土のつぼにべっとり付着し、油膜も真っ黒でした。煎じたお湯もどす黒くなり、かなり濁っていたのを覚えています。

そのデトックス結果が、通常のものに変わるのとシンクロするように、私の肌荒れもみるみる改善していきました。(デトックスの診断結果は、サロンで教えてくれます)

この体験でまず、「東洋医学は私に合っている」ということと、このAsucaの黄土漢方蒸しは、母が私にいいんじゃないかと思ってくれた、その直感は当たっていたと実感できました。この調子で、自分が毎日体験することで愛用者となり、もっともっと健康で丈夫な体になることで、将来、その自分の体験をもとに、人様のお役にたてる仕事にできればいいなと思うようになりました。

まるで、自分の好きな音楽や映画を他人に勧めるように、Asucaの黄土漢方蒸しを勧めながら、自分の好きなことを仕事にできたらいいな。いつしかそんな夢を抱くようになりました。

鹿児島に移住して２年が過ぎたころ、それまで私たち家族の仕事はなかなか軌道には乗らず、相変わらず私は派遣の仕事などをしながら過ごしていましたが、再び、東京・三軒茶屋のリフレクソレロジーサロンのオーナーと、プライベートの相談など連絡をとりあうようになり、３度目となる東京へ出る決意をしました。

上京したその１ヵ月後、未曾有の大地震に見まわれました。東日本大震災でした。これまでに経験したことのない大きな揺れ、交通機関やライフラインの断絶などによる混乱となりました。

私は、赤羽にある一軒家のシェアハウスに住みながら派遣会社に登録し、ある会社で事務の仕事をしておりました。その会社が地下にあったので、地震が起きたその瞬間、「いやだ、まだ死にたくない」と、机の下にもぐりながら、生まれて初めて死を意識したのを覚えています。

その後、１年半、シェアハウスに住みながら、毎日アルバイトをいくつも掛け持ちし、なんとか生活しておりましたが、部屋はとても狭く、黄土漢方蒸しは一畳あれば行えるものなのに、それすら無理な広さだったため、鹿児島から持参した黄土漢方蒸しは、リフレクソロジーサロンのオーナーのご自宅に預けさせていただきました。

その間は、毎日蒸されることができませんでしたが、なるべくオーナー宅に足を運び、週に１、２度は体験するようにして過ごしていました。そのおかげもあってか、休みなく働いていたにも関わらず、アトピー性皮膚炎が重症化することはなかったのですが、ステロイド剤を手離すことは、まだその頃はできていませんでした。

でも膝やひじの裏側、首まわり、頭皮などは、ほとんど痒みがなく、おかげさまで生活に支障をきたすようなことはありませんでしたし、また、働きづめの割には、大きな病気や体調不良などもほとんどなかったです。

もし、この時期に、大きな病気をしてアルバイトを休んだら、その分収入が減ります。恥ずかしながら貯金がゼロだったので、絶対に体調を崩せないというプレッシャーがありました。

私自身、30代後半にしてフリーターっていうことへのうしろめたさや世間体を気にするとか、そういった負の感情はなく、職場もいい人ばかりでしたから楽しく働くことができていたので、さほどストレスのようなものがなかったように思います。

いくつか掛け持ちしていた仕事の中に、某シティホテル

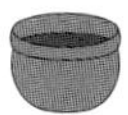

の女性客への客室アロマトリートメントの仕事がありました。リフレクソロジーサロンのオーナーに斡旋してもらったお仕事で、月に数えるほどでしたが、手にもった資格が生かせる場で、とっても楽しくやりがいがありました。

この頃から、私の中に自信のようなものが生まれ、いつか今の経験すべてが生かされて、将来の仕事につながるのではないか、きっと成功できる、という根拠のない自信があったようにも思います。また、自分はタフで前向きになったなぁと、心身共にポジティブになったことを実感し始めていました。今思えば、それもAsucaの黄土漢方蒸しのお陰かなと思います。

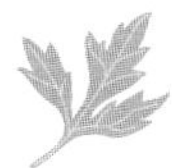

ステロイド剤から、黄土漢方蒸しへ

私はようやくシェアハウスを出て、三軒茶屋のアパートで2年暮らしたあと、一念発起し、同じ三軒茶屋でサロンワークができるマンションを見つけて、引っ越しをしました。そしてサロンオーナー宅に預けていた黄土漢方蒸しセットを引き取り、私のサロン『わいは★まはろ』を開業しました。そして毎日毎日、本当に来る日も来る日も蒸され続け、体質改善をしました。

そして手荒れすらしなくなり、高校生の頃から手離すことができなかった魔の薬、ステロイド剤を廃棄できたのです。ついに、薬ゼロになったのです。

あんなに頼りにしていたステロイド剤。それを手離した私は、黄土漢方蒸しに座ることが日課となりました。このときから、私の新しい相棒は、ステロイドから「Asucaの黄土漢方蒸し」に代わりました。

掛け持ちしていたアルバイトをやめ、自らの体質改善の体験をビジネストークにしながら、サロンワークに励みました。

開業まもなく、1日に10人、多い日は15人ものお客さんが来てくださり、かなり忙しかったのですが、それでも自分の漢方蒸しは日々の日課としてほとんど欠かしたことはなく、そのことをお客さんに話すと、

「えっ！毎日漢方蒸ししているんですか？」

「こんなにも忙しいのに、よくできますね」

「むりむり、私には無理」

と、未だにお客様からも言われるのですが、一度アトピー性皮膚炎の重症化を経験した私に言わせれば、あの頃の方が何十倍、何百倍も大変でした。

痒いのを我慢し、苦しい思いをしながら、何時間もかけ

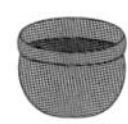

て電車に乗り通院をしたり、毎月何万円もする漢方薬を購入し、毎日鍋にかけて煎じて飲んだりお風呂に入れたり、薬やサプリメントにお金も、時間も、たくさん費やす毎日。

症状がひどくて電車に乗るのが無理な日は、両親に車で遠方まで送迎してもらい、浄水器だけで何百万も使いました。

出かける前の仕度もとっても大変で、服を着る前に、痒くならないために薬や保湿剤を塗ったり、それをまた乾かしたり、血や汁が服につかないようにガーゼを巻いたり、そのガーゼや包帯、サプリメントやアトピー用の水や薬などもバッグに入れる。そうやって必然的に持ち物が増えるものですから、ちょっと外出するのも一苦労だったのです。

そのせいかどうか分かりませんが、肩こりやめまいもひどく、出先で体調が悪くなることもしばしばでした。

それを思うと、今の生活のなんとシンプルなことか！1日1回、たったの30分や40分間の漢方蒸しだけです。荷物も支度も減り、身も心も軽くなりました。

痛くて痒くて見られたくなくて、行動範囲は限られて不自由だったあの頃を思えば、今はなんと健やかで自由なことか！　ありがたい。

二度と再びあのような、生き地獄のような生活に戻りたくない。そう考えると、毎日自分のために漢方蒸しをすることなど、何でもないのです。

人間の体は、悪いことをすれば悪くなりますが、逆に、良いことをすれば、素直にシンプルに、どんどん良くなります。筋トレで「筋肉は裏切らない」のと同じように「黄土漢方蒸しも裏切らない」と思うようになりました。

毎日の黄土漢方蒸しで良いことを積み重ねた結果、得られた体験、アトピー性皮膚炎以外にもあった体と心の変化を、次の章からお話ししていきたいと思います。

第2章

身体の「冷え」を
侮ることなかれ

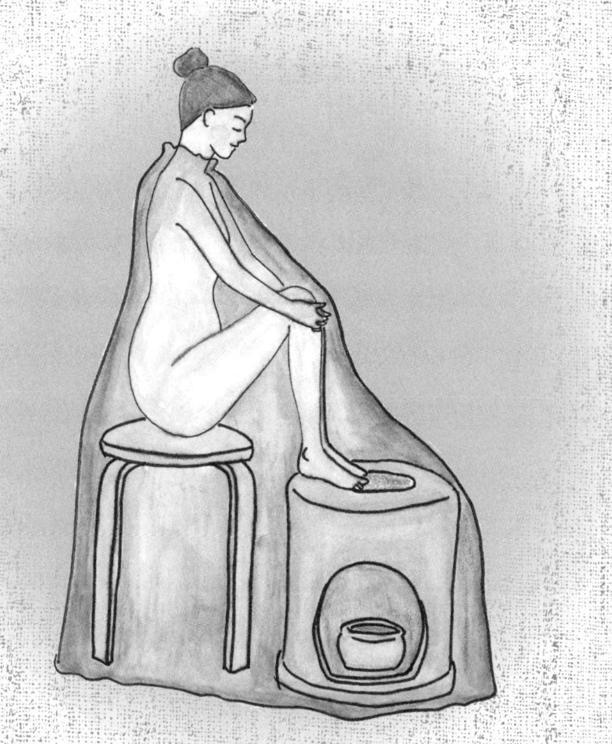

冷えから来る「体の症状」

冷えを侮ることなかれ。これは健康にとって本当に大切なことだと思います。

皆さんは、アマゾンや本屋で発売されている本のタイトルをみても、体を冷やしてはいけない、温めようという内容の本がたくさん並んでいるのをご存じでしょうか。

『体を温めると健康になる』

『体を温めると免疫力アップ』

『体を温めると病気は必ず治る』

『体を温めるとすべての痛みが消える』

『がん細胞は40℃でほとんど死滅する』

『体温＋4℃の入浴で免疫力が上がる』

ざっと並べてみても、こんなにあります。それぞれみんな好調な売れ行きだそうですし、しかも長く販売されています。体を温めることは健康には欠かせない条件の一つだということがお分かりでしょう。

私が言いたいのは、黄土漢方蒸しで最も大きかった効果が、冷え症が改善したことです。

私は冷え症で、足先が冷た過ぎて眠れなかったのです。大げさに聞こえるかもしれませんね。でも同じ冷え症の方

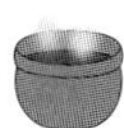

ならおわかりだと思いますが、あまりの冷たさに、「足元がなんかスースーする感じで、布団が足りてないんじゃないか」と確認したり、なんか足元に冷たいものが入ってるんじゃないかと、思わず掛布団をめくったこともありました。

湯たんぽであったり、血流を良くする靴下であったり、ありとあらゆるポカポカグッズを試しましたが、ほとんど改善することはありませんでした。

毎朝、「もう朝か」と、落胆しながら起きていましたので、「さ、今日も頑張ろう！」などというやる気は湧いてくるはずもなく、おまけに日中、急な眠気が襲ってきて、仕事にならないこともしばしばでした。

恥ずかしながら、職場のお手洗いでうたた寝してしまい、頭をゴーンとトイレの扉にぶつけて、ハッと、目が覚めた、なんてこともありました。さすがにこれは誰も共感していただけないと思うので、今はいい笑い話ですが、でも、そのまま放っておけば、今頃、私は何か大きな病気にかかっていたかもしれません。

国民病とも言える冷え症

たかが冷えごときで、たかが睡眠不足ごときで大げさなと、思っている人こそ、「冷えを侮ることなかれ」です。

今、二人に一人が、それも特に女性の多くが「自分は冷え症」と自覚しているそうです。正確には、冷え性は「性」と表記されるのですが、今はあまりにも様々な症状や深刻な不調の原因とも言われるようになったため「性」が「症」に変わり、本書でも「冷え症」と明記することにしました。まさに国民病と言っても過言ではないのです。

先ほどの「トイレでうたた寝」という話も、睡魔というよりまるで意識が飛ぶ、というような感覚でしたし、いざ寝ようとベッドに入ると、即座にめまいがして、瞼を閉じればなんとかなるかなと思い閉じても、天井がぐるぐる回って、眠れないことも私の場合はありました。

さらに、日中も、めまいがして仕事がはかどらず、休憩をとってもおさまるどころか、どんどんひどくなって、嘔吐してしまい、やむなく職場を早退していました。

基礎体温は36度5分から37度なのですが、当時の私の場合は、おそらく35度台ではなかったかと思います。「おそらく」というのも、これまた恥ずかしいことに、基礎体温を計ってもおらず、あんなにキンキンに冷えていたにも関わらず、自分自身の温度、体温というものを、気にも留めていなかったのです。

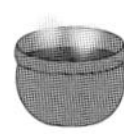

冷えから来る恐ろしい「心の症状」

「体温が低い状態」や「冷え症」が招く辛い症状は、体だけに留まりませんでした。

まだ何も始まっていないのに、今度の仕事、失敗したらどうしよう、うまくいかなかったらどうしようという不安が常にあって、「ミスや落ち度などの不安要素」があっての不安ならわかるのですが、睡眠時間を削るなど自分の限界を超えて完璧な努力をしているにも関わらず、不安で仕方がありませんでした。

そしてそれは、仕事のみならず、対人関係においても同様、まだ相手が何もリアクションしていないうちから、もしかしたら気を悪くされているのではないかと顔色をうかがい、あれこれ詮索したり、弁解を前もって考えておくなど、これまた心配性の度を超えておりました。

特に、そういった負の考え事というのは、一度湧いてくると何時間経っても頭から離れず、帰宅途中や夕食中、お風呂の中でも考えてしまい、特に布団に入ると体が冷えているため、なかなか寝付けなくて、いつまでも考えているうちに、うっすら窓の外が明るくなっていたこともありました。

東洋医学では、冷えは、「不安」や「恐怖」「心配」といったネガティブな感情と密接な関係性があり、双方が双方を引き起こすと言われています。

私の場合、冷えが原因で不眠となり、その不眠が不安や強度な心配性を引き起こしたのかもしれないし、不安や心配が不眠を招いて、不眠が体を冷やす原因となったのかもしれません。

病気ではないので、ましてや検査をして判明する事柄でもないため、どちらが原因かは断定できませんが、少なくとも、その不安や恐怖に近い心配によって、心身共にかなり疲れたことは間違いありません。考えすぎて、いつもへとへとでした。しかも、結局、人を怒らせることも起きなければ、仕事も大きな失敗をするわけではないので、その心配はほとんどが無駄に終わるわけです。

考えても仕方ないことに貴重なエネルギーを無駄に消費し、本来注がなければならない肝心な場面でエネルギーが足りてなく、疲労困憊していった私は、ますます不健康になっていきました。冷えも不眠も、拍車がかかっていきました。

「病は気から」とはよく言ったもので、心の不調は体にも出るし、逆に体の不調は心にも影響するのだと、身をもって知りました。

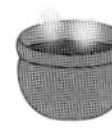

「冷えは万病のもと」と昔から言われていますが、私の場合は毎日の黄土漢方蒸しにより、デトックスしながら体を温め続けた結果、血流がよくなり、手足が冷えにくくなりました。おかげで毎晩寝付きが良くなりました。

「温かい身体」は、「安心」「平常心」「自信」を私にもたらしてくれました。もちろん、失敗やトラブルなどが完全にない生活などありませんから、仕事をするうえで、多少嫌なことやストレスを感じることはあっても、手足が冷えないおかげで、夜もしっかりと眠りにつけることで、脳内がちゃんとリセットできて、「過ぎたことは気にしない」「反省はしてもひきずらない」「次からは頑張る」「完璧な人間はいない」と、ネガティブからポジティブな思考に変わることができたのです。

朝もなんとも清々しく、すっきりと目覚めることができるようになりました。

しかも、そうやって自分を許してあげられる思考になると、不思議と他人も許せるようになり、不安や心配事が減ると同時に、他人に対する愚痴や、受けた嫌なことへの執着心が、どんどんなくなっていました。

身体の「冷え」を侮るなかれ！

身体を温めてくれる Asuca 黄土漢方蒸しは、冷え症を温かい身体に改善して、心身とも病気を寄せ付けない状態にしてくれました。

Asuca 黄土漢方蒸しに出会えて本当に良かったと思っています。

第3章

「Asuca黄土漢方蒸し」を実践する

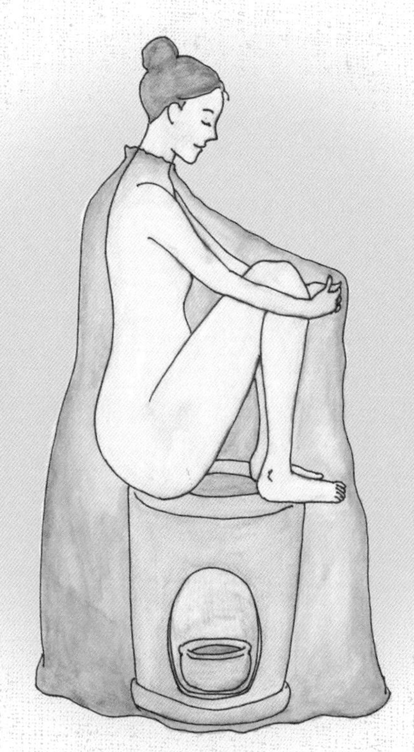

冷え症や便秘が治り、アトピー性皮膚炎までも改善出来た私ですが、なぜ、そんなにもAsucaの黄土漢方蒸しが体に良いのでしょうか。

「奇跡や「偶然」なんかではなく、それには、理に適ういくつかの理由があるのです。それをこの章では説明していきたいと思います。

だいぶ前に、日本では「冬ソナ」ブームがあり、以来、韓国ドラマの人気は今でも多くの方が視聴しておられますが、私も映画好きなので、韓国映画をよく見ています。その韓国ドラマや韓国映画にも、Asucaと同じ「黄土」が登場しています。

皆さんも韓国料理屋さんなどで、キムチやマッコリなんかが入った黄土色のつぼを目にしたことがあると思いますが、あれも黄土です。

この章では、実践しながら黄土の特徴の他、漢方蒸しは実際にどのように行われるのか、詳しく紹介してみたいと思います。

黄土漢方蒸しは、どのように行うのか?

全身の皮膚や下半身の粘膜から、漢方薬草のスチーム

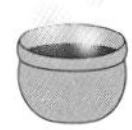

（蒸気）を吸収させ、身体を芯から温める伝統的な民間療法です。自然治癒力を高め、病気知らずの身体作りをサポートします。

アジアではその昔、女性は「下湯」という漢方薬草のスチームを下腹部に当てることで、デリケートゾーンの浄化、体内の健康を保っていました。

顔や身体に現われる悩みは、ほとんどが下腹部に原因があります。

Asucaの黄土漢方蒸しは、上質な100%黄土と100%天然無農薬の漢方薬草26種類を専属漢方医により独自にブレンドしたものです。なので、香りもやさしく、森林浴の100倍のマイナスイオンも発生しますから、室内の空気浄化もできますし、ご自宅でも気軽に健康と美を保つことが出来る本格的なスチームテラピーです。

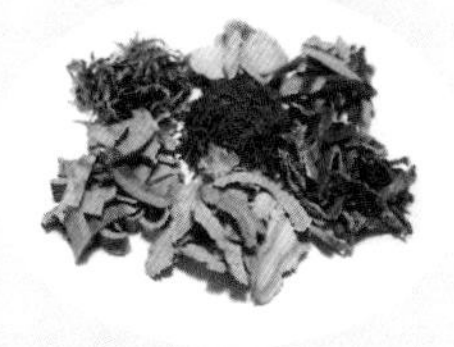

26種類の薬草
（Asuca提供、
以下＊印同）

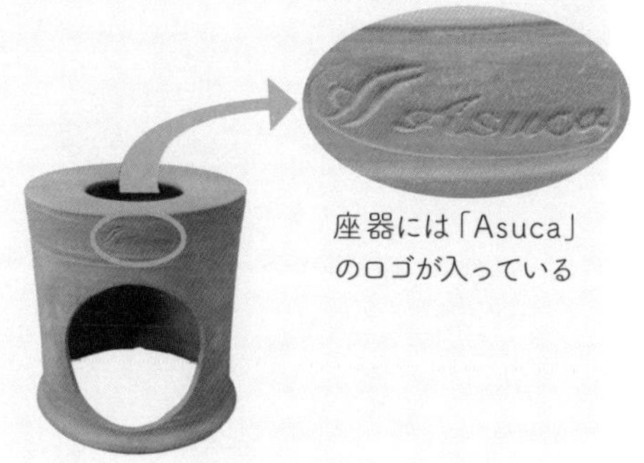

座器には「Asuca」
のロゴが入っている

黄土漢方蒸しの特徴と７点セット

黄土座器①：自然殺菌で衛生的。遠赤外線で身体の芯まで温め、電磁波もカット！

漢方薬草：26種類の漢方薬草を美容用、婦人用、ダイエット用の３種類に分類し、身体のバランスを整える！

・美容用薬草②：美容と健康に！

・婦人用薬草③：女性に最高！

・ダイエット用薬草④：ストレス解消とダイエットに！

全身蒸し：身体を芯から温める！

顔蒸し：美肌、ハリ、リフトアップにも！

脚蒸し：浮腫（むくみ）、疲れに！

壷で確認⑤：蒸し終わった後のデトックス効果が目で確認できる！

電熱器⑥：壷の中の薬草とお湯を電気で温める

マント⑦：裸の全身を包む物

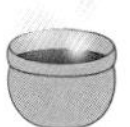

7点
セット

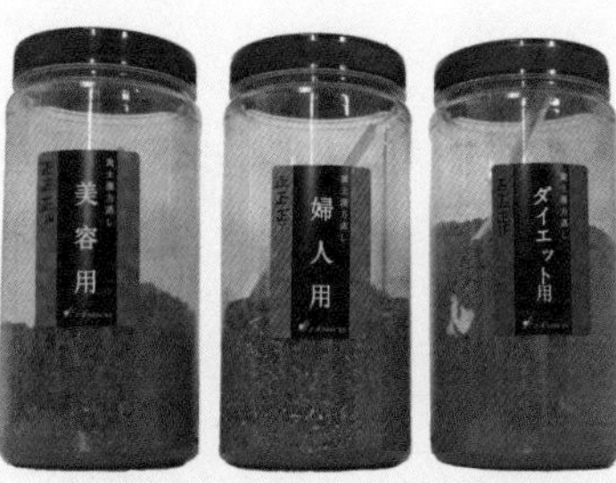

三種類の薬草。左より②美容用、③婦人用、④ダイエット用。選択はサロンのアドバイスで

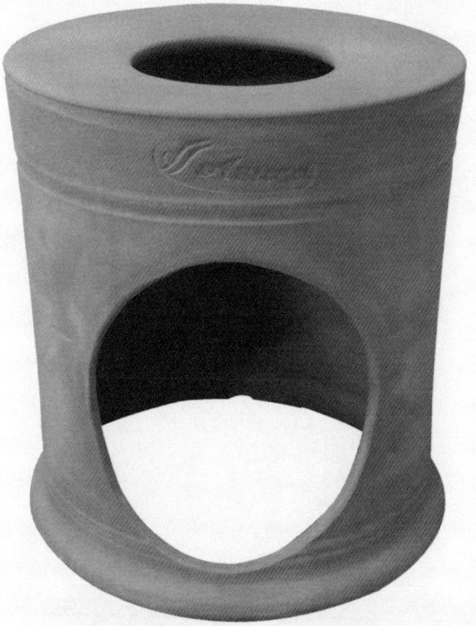

⑦マント

①黄土座器。上質な黄土100%の陶器

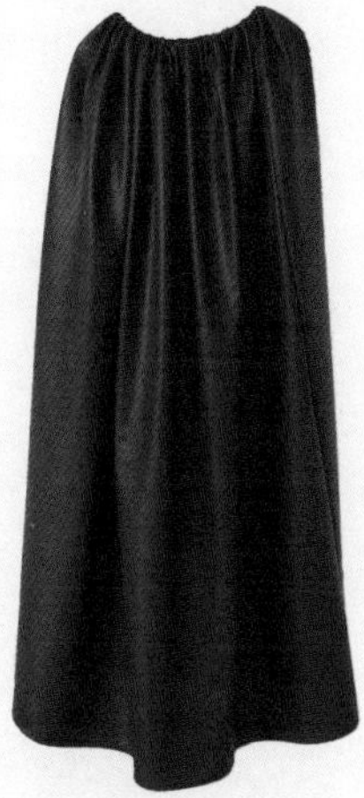

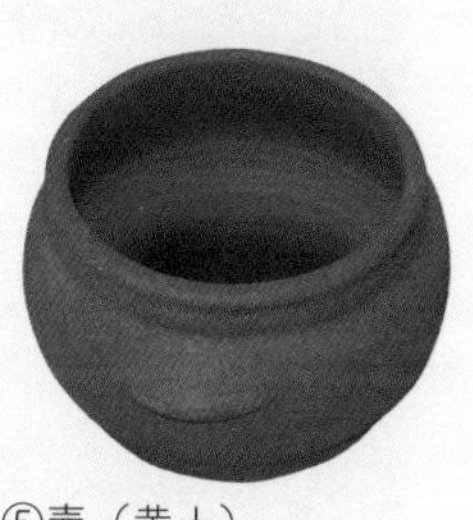

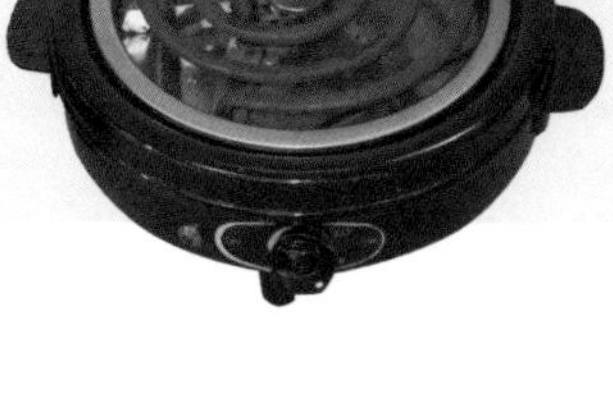

上／⑤壺（黄土）
左／⑥電熱器

手作りの素焼き黄土

生きている土とか、無病長寿の薬とも言われてきた「黄土」は、粉子が細かく、微細な穴を通じて空気が自由に出入りして、温度と湿度などを適切に調節してくれ、沢山の酸素が含まれているため、解毒作用、浄化作用が優れています。

さらに「黄土」で作った壷で漢方薬草を煎じると、普通の壷より 80 倍以上の効果があります。「黄土」の表面にツヤが出る釉薬を塗ると、呼吸をする穴をふさぐことになり、黄土本来の機能を発揮出来なくなります。特

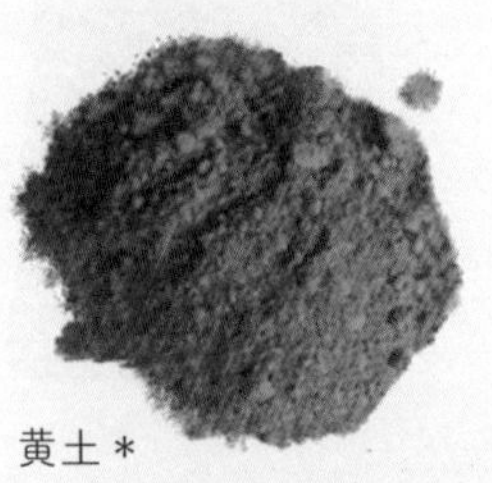
黄土＊

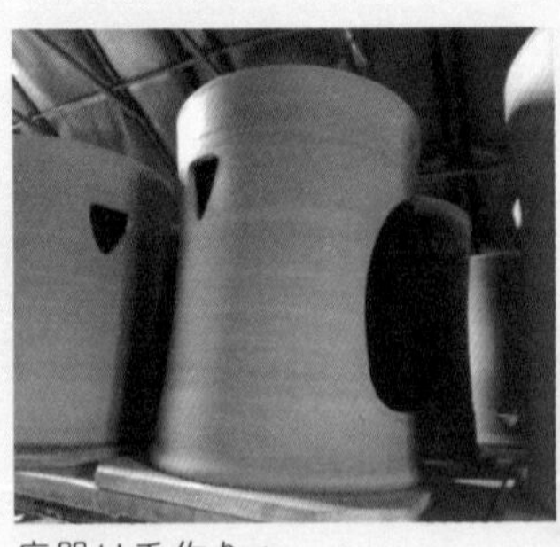
座器は手作り＊

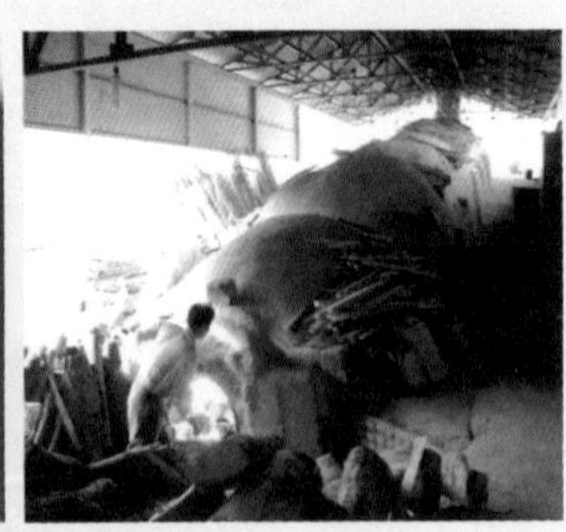
素焼き風景＊

にツヤがでる釉薬には、有害な鉛成分が入っているため身体に害が生じることもあります。

Asucaの黄土座器と黄土壷は、上質な100%黄土で、40年間以上、黄土作品を作り続けてきた匠が、1個1個、手作りの素焼きでゆっくりと手間暇かけて作り上げられているからこそ、すごい効果が期待できます。

黄土漢方蒸しの流れ
（約35～40分）

①黄土座器の中で黄土壺に入れた漢方薬草を煎じます

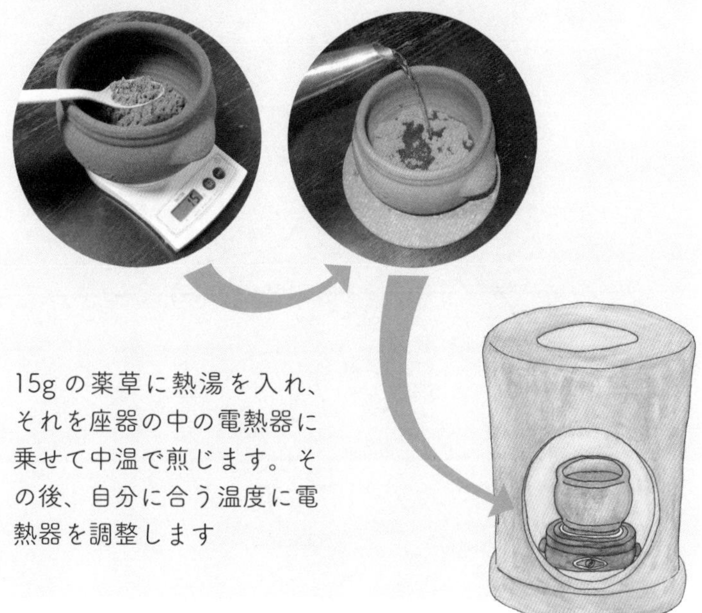

15gの薬草に熱湯を入れ、それを座器の中の電熱器に乗せて中温で煎じます。その後、自分に合う温度に電熱器を調整します

②常温の水を
コップ1杯飲みます

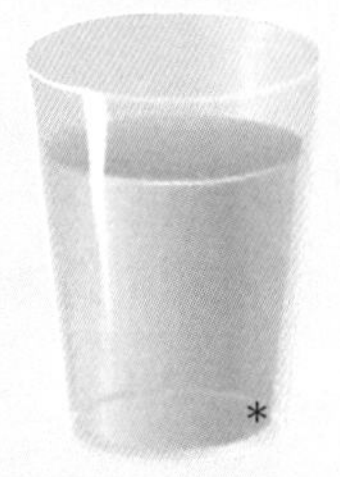

③下着など何も着けず
マントを着用します

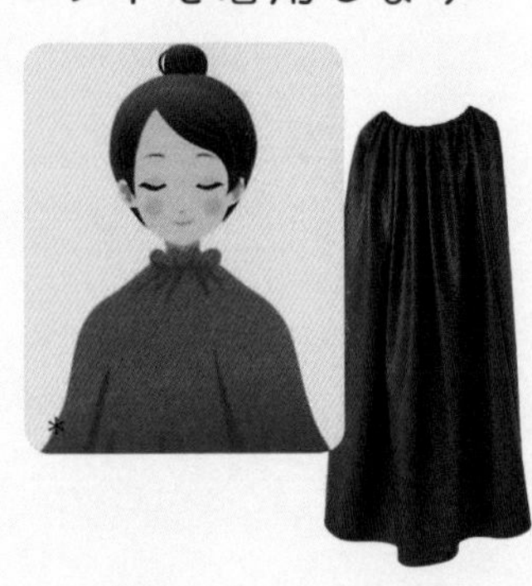

④顔にスチームを当てます（約5分）

マントを被って黄土座器の穴を覗くように顔を近づけてスチームを当て美肌をアップさせます

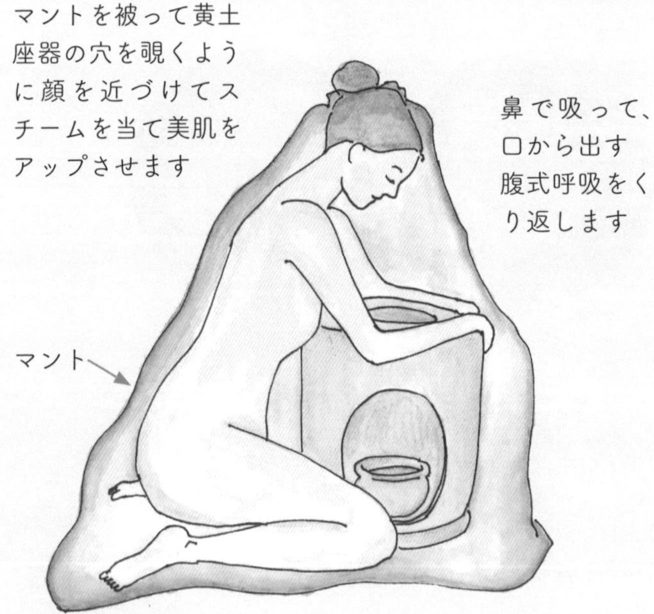

鼻で吸って、口から出す腹式呼吸をくり返します

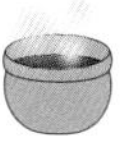

⑤－１座器に座りスチームで身体全体を温めます（約25～30分）
※生理中や妊婦の方は「⑤－2」を行います

身体の老廃物が排出するほか、冷えも取るので、体温も上がります
体温が上がれば、免疫力もアップします

※男性は座り方が異なります

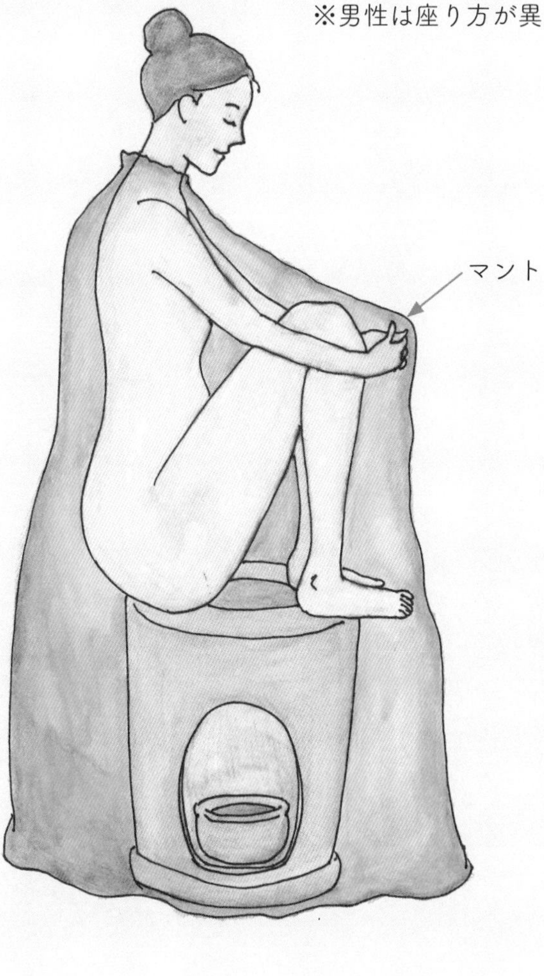

⑤－２椅子に座り座器の穴から出るスチームで脚を温めます（約20～30分）

足の真ん中、かかと、足首からふくらはぎにスチームが当たるように、脚を動かします
血液の循環がアップします

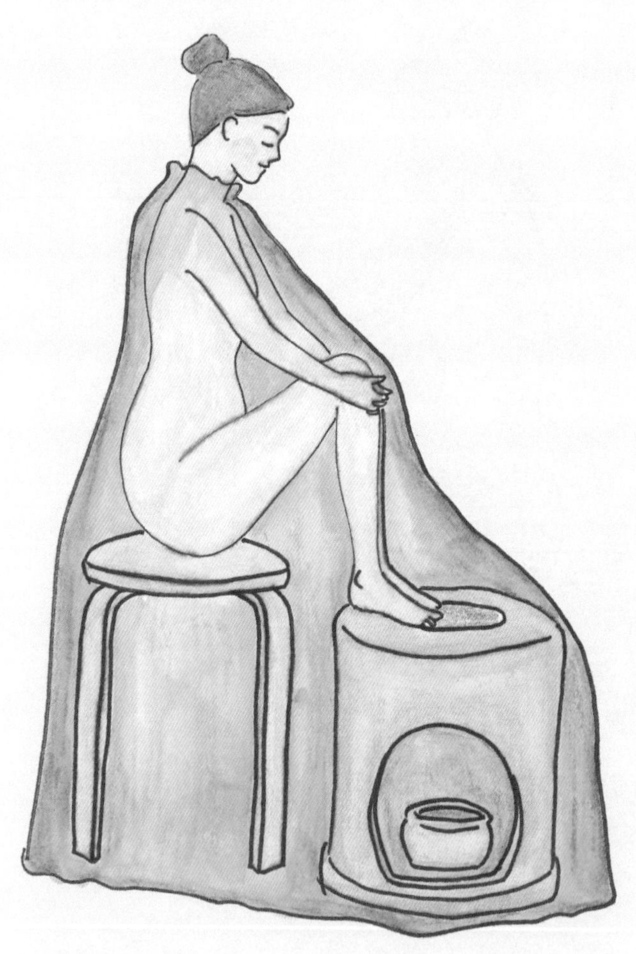

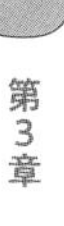

⑥最後は電源を切り
余熱で背中と腰を
温めます（約5分）

⑦黄土壺の中の
老廃物

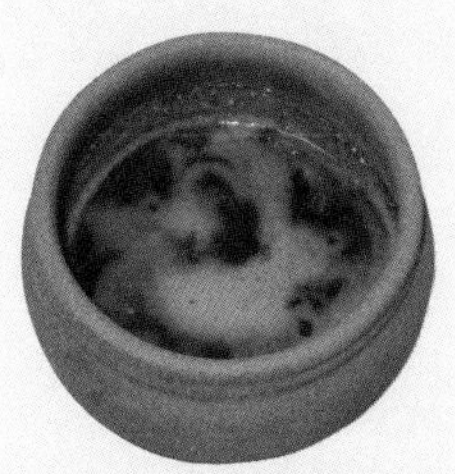

デトックスされたアワやアブラが壺の中に残ります
その老廃物で体質・体調を判断します

黄土漢方蒸しは こんな人にお勧めです

冷え症、生理痛、生理不順、慢性便秘、肩こり、浮腫み、アトピー、下痢、アレルギー、痔、腰痛、不妊、婦人病、更年期障害、頭痛、不眠、肌荒れ、ダイエット、美肌、くすみ、ニキビ吹き出物、貧血、花粉症、喘息、膀胱炎、風邪予防、鼻炎、抜け毛、ストレス解消、精神安定など。その他、体温が上がるので、免疫力がアップし、継続することで体質改善と病気予防になります。

黄土作用の特徴

●殺菌・抗菌作用

黄土には、カタラーゼであるとか、ディフェノールといった、抗菌酵素が多量に含まれているため、カビ菌や細菌を抑制する働きがあると言われています。

また、発がん性を持つといわれる活性酸素を除去してくれる働きも持っているようです。

●解毒浄化作用

また、選択能力も優れており、体に有害な老廃物、毒素を選択して解毒、浄化してくれて体外に排出するお手

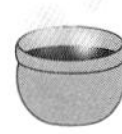

伝いもしてくれます（デトックス力アップ）。

●湿度調節

梅雨時に、サロンに蒸されに来てくださったお客様から、

「ここに来るまでかなりジメジメしているのに、サロンに入ると、なぜかジメジメしていない。こんなにスチームが焚かれているのになんで？」

と、よく言われます。

そうなんです、漢方を焚いてぐつぐつ煎じますので、その蒸気が出るにも関わらず、室内は、さほど湿度が上がらないのです。それは、黄土が湿度の調整を行う性質を持っているからなのです。

反対に乾燥があまりにも強い時は、湿度を上げてくれます。

●電磁波遮断

Asuca社の漢方蒸しでは、専用の電熱器を使用して、漢方を煎じますが、小さいとはいえ家電ですので、多少の電磁波が発生します。

けれど、黄土は電磁波を遮断する性質を持っているので、体に悪影響をおよぼす心配はないので、安心してお使いいただけます。

●抗がん効果

黄土には、炎症を除去してがん細胞を抑制する働きもあると言われています。ちなみに、がんは、熱や酸素を嫌いますが、黄土は酵素のみならず、酸素も多量に含んでいるのと、遠赤外線を持つので、摩擦熱により体を温めますから、「酸素と熱」という意味でも、抗がん効果が期待出来ると思います。

●重金属排出

細胞の代謝により生まれた老廃物や、口にしたもの、肌に触れたものから吸収した重金属を、体外に排出する力も持っています。

今、私たちが生きているこの地球上では、24時間、常に空気中に様々なものが散漫し、食べるものにも、活性酸素を液体化したものやケミカルなものが含まれており、なかなか、それらを完璧に排除して生きることが困難な世の中になっています。

そんな中、デトックスする様々な方法がフィーチャーされています。

その一つが汗をかくということですが、Asuca黄土漢方蒸しの場合、座器のみならず薬草を煎じる壷も、黄土100%で作られているため、純度が高く、遠赤外線も豊富ですし、黄土100%の壷で煎じると、漢方の効能が

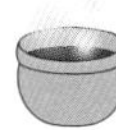

約80倍にもなると言われます。

人の体の中で重金属は、脂肪と一緒に水分子と水分子の間に入り込むため、なかなか、便尿、汗だけでは排出が難しいそうなのですが、遠赤外線なら、重金属をシャッフルすることで温め浮かせて、皮脂腺から排出することが可能なのだとか。おまけに、漢方の効能も高まるという嬉しいおまけまでついてくるのです。

●内臓を温める

人の体は、生まれたてなら7割、加齢により下がっても、約5割は水で出来ています。

遠赤外線は、水を振動させることが出来る波動なので、Asucaの黄土漢方蒸しに入っている間、体内の血液をはじめとする水分が、じわじわと温まるのです。

また、細胞は、60兆あると言われていますが、その細胞の中にも細胞液といって、液体すなわち水分がありますから、それも震えます。そうすると、何が起こるかというと、細胞で出来ている内臓、特に蒸し中に、ダイレクトに当たっている腸や子宮、目や鼻、口からつながる臓器たちも温まります。

内臓は、冷えたままだと、代謝吸収力が下がってしまいます（ベストコンディションじゃなくなる）。内臓を温めることで、代謝ホルモンが活性化し代謝が良くなります。つまり冷え症が治って、体温が上がり、お通じがよくなり、肌のターンオーバー（新陳代謝、生まれ変わり）も正常化し、アトピー性皮膚炎が徐々に良くなっていきます。また、子宮内膜のターンオーバーも正常化するため、生理不順や生理痛が改善されます。

●心身安定・疲労回復

黄土には、殺菌抗菌酵素、酸素、遠赤外線などの働きがあると、書きましたが、その黄土に、毎日触れて、黄土の壺で煎じた漢方を浴びると、結果として心身が安定し、疲労も回復するのです。

私の場合も、体が温まり、細胞レベルがどんどん整っていったわけですが、それとシンクロするように、

・不安・心配・恐怖といった感情で100%占められていた私の心身が、

→　安心感・大丈夫、なんとかなるさが強くなった

・不満で何をやっても満たされない・自信がない状態だったのが、

→　いつも幸せな気分・自分に自信がもてるようになった・自己否定しない自分

となりました。

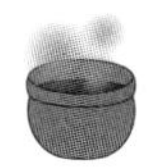

人は、極寒に放り出されると不安になりがちだけど、温かい南国に行けば、なんとなく解放的な気分になって安心感が生じます。それと同じで、内臓や細胞レベルで温めることによって、私の場合は、心身が癒され満たされて、安心や自信といった感情の占める割合が増えたのだと思います。

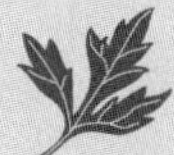 「よもぎ蒸し」と「漢方蒸し」の違い

世間では、ここ最近、デトックスや汗活がブームのようです。

サウナ好きのことを「サウナー」と呼び、それを題材にした「サ道」というドラマがあったり、より汗がかけるホットヨガなども増えています。

その一つとして、「よもぎ蒸し」サロンが、最近あちこちで見かけるようになりました。

Asucaも、2005年の創業当初は「黄土よもぎ蒸し」としてスタートし、2018年4月から「Asuca黄土漢方蒸し」と改名されました。

私たちのような代理店は、「よもぎ蒸し」でも「漢方蒸し」のどちらを名乗っても良く、任意で開業することができましたので、「わいは★まはろ」もしばらくは、

世に認知度の高い「よもぎ蒸し」の方で営業を続けてきましたが、2019年から「黄土漢方蒸し」と、改名いたしました。

では、そもそも、よもぎ蒸しと漢方蒸しの違いは、どのようなものなのか。

その昔、韓国王朝時代、王宮の女性は、膣ケアとして、漢方医が監修した様々な漢方を熱湯で煎じたものを膣や肛門にあてて、浄化、体内の健康を保っていました。

一方、一般庶民の女性たちは、野生のよもぎの葉っぱを熱湯で煎じて、膣ケアを行っていました。

韓国では漢方医は公認で、国家試験を通らなければ得られない権威ある資格で、今でも地位や名誉のある職業です。(日本には、まだ漢方医という職業はなく公認されていません。自称「漢方医」はおられますが)

その漢方医が監修をするのですから、絶対的信頼ある民間療法といえるでしょう。

Asucaは、2005年に日本に初めて「黄土」を用いたよもぎ蒸しを導入。その際、ガイヨウ(キク科ヨモギ属)と呼ばれるよもぎのみならず、さまざまな漢方を韓国の漢方医にブレンドさせて使用。ですから、かなり本格的と言えますし、よもぎの葉っぱやアロマで使用されるハーブなんかを煎じるのとは、まったくわけが違います。したがって正確には「黄土よもぎ蒸し」ではなく「黄土漢方蒸し」なのです。

ちなみに、100%黄土の壷で漢方を煎じると、漢方の効能は80倍にもなるそうです。以前、私が鍋で煎じて漢方を飲んでいた時よりも「黄土漢方蒸し」の方が、アトピーが消えてなくなり健康になれたのも頷けます。

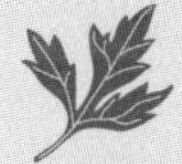

生理用品と粘膜吸収

「経皮毒」「経皮吸収」「粘膜吸収」という言葉を皆さんはご存知でしょうか？

コロナウィルスでも、経口感染、経皮感染、接触感染など、皮膚あるいは粘膜が病原体と直接または間接的に接触することにより感染することが伝えられていました。

口、鼻、目、喉など、人間の体には何ヵ所か粘膜があり、その粘膜からいろいろな物質が体内に吸収されているのですが、最も吸収されやすい場所が膣や肛門の粘膜で、その吸収率は99%と言われています。吸収されるものが良いものであればいいのですが、毒になるものも吸収されています。黄土漢方蒸しは、黄土の遠赤外線効果と、漢方の粘膜吸収によりデトックスされているのです。

今、当たり前のように使用している生理用の、紙製、ケミカルナプキンですが、そのほとんどは、活性酸素を水溶性にした漂白剤が使われています。もちろん漂白剤が膣や肛門から体内に入り込むということはないそうですが、生理用品の場合、出血しますから、その血液の成分であるたんぱく質と漂白剤が化学反応を起こした場合、体に害を及ぼすのは前述のとおりです。

ケミカルナプキンのみならず、生理がない時でも「おりものシート」を使用している女性が本当に多くて、サロンに来られる方々の中にも、たくさんおられます。むしろ着けてない人の方が少ないので、これにはびっくりしています。

それだけ「量が多い」とか「色や臭いが気になる」といった、おりものにまつわる悩みがかなり多いということなんですが、だからといって、漂白剤や保冷剤と同じ成分のものを、毎日大事なところに当て続けるのは、どうなのかなと疑問に思ってしまいます。

また、単純に、ケミカルナプキンやおりものシートが肌にあわず、かぶれる女性も多くて、軟膏を塗る方も非常に多いし、それと同じくらい、かゆみを伴う膣カンジタやウィルス性膣炎といった疾患と、それに伴い薬を塗ったり飲んだりする女性も多いと聞きます。

このように女性特有の悩みは、戦後になって増えたのだそうで、戦前の女性は生理痛のない方がほとんどで、そもそもおりものはなかったと言われています。

女性の社会進出に伴い、働くうえで生理というものが、厄介者あつかいになっているのも事実で、「生理なんてなければいいのに」とまで思っている人もおられるようです。それに共働き夫婦や、子育てと仕事の両立をしなければならない女性も増えているので、生理用品のみならず何でも、少しでも便利な方が助かるのも事実です。

でもその便利なアイテムのせいで、ますます「おりもの」や「生理不順」「生理痛」を引き起こしていたとしたらどうでしょうか。現にケミカルナプキンが合わないせいで、痒みやかぶれといった肌トラブルを起こしている女性が多くいます。便利さと引き替えに、厄介なことがどんどん増えているのもまた事実です。とはいえ今後も女性の社会進出は止められません。

ということなら、ここらでいっぺん自分たちの生理事情を見直すべきなのかなと思うのですが、いかがでしょうか。

私はよくお客様に、まずは、おりものシートを布ナプキンに替えてみてはとアドバイスをします。本当は、生理中、ケミカルをやめて布に替えて欲しいのですが、今の働く女性たちは皆、下着を手洗いする余裕すらないので、一日に何度も替えた布ナプキンを自宅で手洗いするなんてもってのほかだし、そもそも、日中、血液で汚れた布ナプキンを替える暇がないとさえ言えます。替えられないと下着はもとよりスカートも汚れてしまうから無理だし、経血量が多い方は布では染み出てしまうから、さらに無理なようです。

せめて、生理以外の日は、ケミカルを外して下着がおりもので汚れないよう、布ナプキンを当ててみてはいかがでしょうか。おりものなら下着と一緒に洗濯しても、他の物が汚れる心配はないし、替え忘れても大丈夫かと思います。

布ナプキンは、ケミカルナプキンの何倍も高いけど、一生のうち個人差はあるものの女性は30～50万円ほど生理用品や痛み止めにお金を使うと言われ、長い目でみると布ナプキンはその半分かそれ以下の節約になるとも。それに、何といってもゴミも減りますしね。

ここまで長々と生理用品について述べてきましたが、黄土漢方蒸しを体験してきたことで生理に関する悩みが驚くような変化を自分にもたらしてくれたからです。

私は、黄土漢方蒸しに、最低でも週に一度か二度ほど入りに来てくださいと、サロンを訪れる人にも伝えています。ケミカルなおりものシートを外して布に変え、漢方蒸しをすれば、ほとんどの女性が、まずおりものが変わって来ます。量が多かった方は少なくなり、赤や茶色などの色がついていた方や臭いがきつい方も改善されていくので、生理以外のときは何も当てなくても良くなるのです。

繰り返しますが、私のように毎日蒸されていると、おりものがお手洗いに行った時にだけ出るようになります。しかも、それはおりもののみならず、生理までもがそうなるのです。お手洗いで用を足した時に、ついでに経血が出て生理が始まるようになるから、下着を汚すことも殆どありません。生理痛も生理不順もどんどんなくなり、経血過多もなくなりました。また、経血過多はもちろんですが、逆に生理が年に３〜４回しかなかったお客さまも、毎週漢方蒸しをすることで、毎月１回の生理になったという報告をたくさん頂いています。

私はこの仕事をしていて、日々多くの悩みを抱えた女性を接客しながら、今の女性の膣や肛門はとても冷えていると感じています。その原因は働く女性が増えたことや、社会の仕組みの変化、食材汚染や環境汚染など地球規模のいろいろな問題が生じているからです。

26種類の漢方を煎じたものを、口から飲むのではなく、スチーム（蒸気・湯気）にして膣や肛門に当てて吸収させるのが黄土漢方蒸しですが、その結果、驚くことは、生理の悩みのみならず、次々と自然妊娠をしていらっしゃるのです。40代半ばの方とか、若くても不妊と医者に診断された方や、子宮筋腫や卵巣囊腫（のうしゅ）などがあった方でも元気な赤ちゃんを産んでいます。

また、高血圧や低血圧などの血管、血流障害や自律神経の悩み、腸内環境の悪化に伴い低下する免疫力にかかわる病などで、やむを得ず薬を飲んでいた方でさえも、その薬を簡単に手放しているのです。

このような現実を目の当たりにしながら、膣や肛門の粘膜の吸収力を利用した黄土漢方蒸しによる改善は、現代人に最も適した健康法ではないかと考えています。

生理については、第4章でも繰り返し取り上げます。

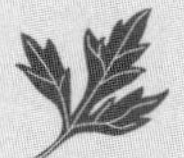

Asuca黄土漢方蒸しは、東洋医学に基づいた予防医学

人の身体から、冷えが取り除かれ温められると、不安や恐怖心、不信感が取り除かれると前にも述べましたが、だからといって、夏の暑さはこたえますよね。特にここ数年は異常気象による殺人的な暑さと気圧の変動がきつく、熱中症と、さらにコロナ渦でのマスクのせいで自分が吐き出した二酸化炭素を吸ってしまうことで体調を崩す人も多いようです。

Asucaの黄土漢方蒸しは、裸でマントをかぶって、ただじっと座器に座っているだけなのに、まるで運動したかのような大量の汗が出ます。漢方薬草を煎じる温度はある程度一定の温度と決められており、5～10分ほど煎じてから座器に座ります。座る際には、その時の季節や気温、その人の体調などにより、若干の温度調整を行い「暑過ぎず、もちろん寒過ぎず」の温度で蒸されるように教わります。

ただやみくもに汗をたくさんかけばいいという考え方ではなく、「暑過ぎず寒過ぎず」というのは、東洋医学に基づいた考え方なのです。

なるべく刺激を与えないで、穏やかにじっくりじわじわゆっくりと汗をかく。ついウトウトしてしまうくらいリラックスしながら蒸される、というのがAsuca黄土漢方蒸しだけの最大のポイントです。

今、様々な用器やスタイルのよもぎ蒸しサロンが全国で見かけられますが、汗が勢いよく出て、あまりの暑さや熱さでなかなかじっと座っていられないよもぎ蒸しもあるし、顔は出して良いよもぎ蒸し、手が自由に出せて携帯を使いながら座れるよもぎ蒸しもあります。

Asucaの場合は、先ほど申しましたように、暑過ぎず寒過ぎずですから、そのような温度設定が出来るオリジナルの電熱器を使用。温度が上がり過ぎないよう工夫が施された手作りのものです。

さらに、蒸されるとき着用する専用マントもオリジナルで、顔が出せるくらいの穴が開いているだけですので、手は出せません。これも2005年創業当初からのこだわりで、色がピンクと赤の2種類だけでデザインも一切変わらず。これも意味があって、蒸されている間は、携帯はもとより手を使って何かをするということは、なるべく止めてもらうようお願いしております。

黄土漢方蒸しのトータル時間は、夏場はだいたい35分、冬場は40分です。

携帯電話が普及されて以来、ほとんどの人がその携帯電話が手放せず、朝起きてすぐとか、寝る直前まで画面を見ている人も少なくありません。

それが原因で疲労はもとより、睡眠障害や自律神経に乱れが生じると言われています。とくに自律神経は、基礎免疫力を養う存在でもあるのです。ストレスを受けても、病気になる人と、ならない人がいますが、それはベースとなる基礎免疫力が違うからです。

サロンでは、一日たった35～40分間、携帯を手放し、手だけじゃなく頭も、マント内に入れ潜ってもらうように案内しています。

悩みを抱えて来られる多くの方々は、考え事に追われ、気が休まる時間も少ない方が多いので、なるべくマント内に頭も入れてもらって、顔まわりの目、鼻、喉、口からスチームにした漢方を吸引して、脳にも漢方を送り、黄土が持っている豊富な酸素を送り込んでもらうように説明しています。

また、肌のトラブルでお悩みの方も、漢方が効率よく吸収できれば、美容効果が高まります。黄土漢方蒸しは、気体にした漢方と、黄土が放つ酸素を取り込むことが出来るので理にかなっていると言えます。

ちなみに、がん細胞は酸素と熱が大嫌いです。体温が高い人より低い人の方が（35 度台）がんになりやすいと言われています。

黄土が放つ遠赤外線で体を温めて体温を上げ、煎じた漢方を吸収しながら、黄土がもつ酸素を 35 分～ 40 分間吸収し続けることで、様々な病気の予防をしてくれているのです。

第4章

温めつづけて、人生変わった!!

ありがとう「黄土漢方蒸し」

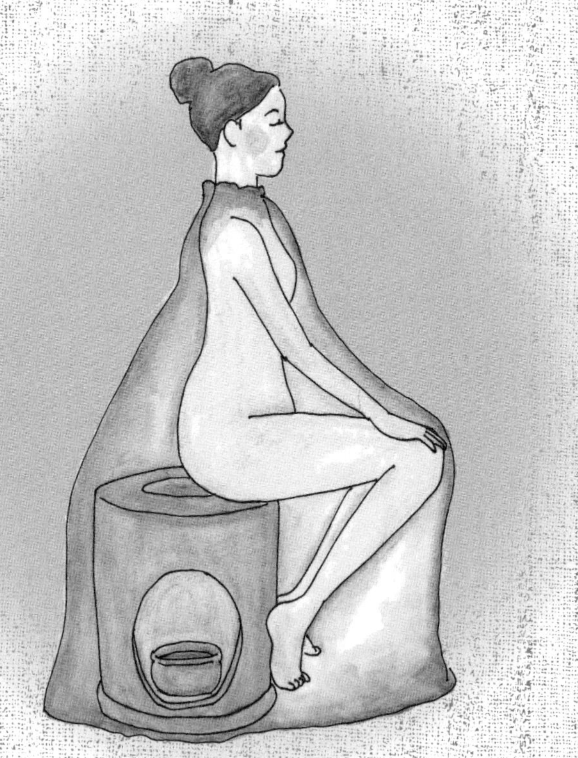

肌が綺麗になった

「アトピーだった人の肌じゃない」

これは本当によく言われます。

アトピーの方の肌は、掻きむしり過ぎて炎症が起こり赤くなりますが、私の場合は紫色でしたし、薬を塗って痒みを抑えても炎症が残っていると、茶色味はなかなか消えません。

また、ステロイド剤の副作用のせいで、肌が硬くなったり、顔色が悪くくすみがちになるのですが、私もその一人でした。

肌を掻き壊しても傷だらけじゃないときは、そのくすみをファンデーションで何とか隠していましたが、それには限界があり、一日に何度も化粧直しが必要。夕方以降は、肌が重たくなるのが長年の悩みでした。

それが今では、朝１回、UV クリームを塗るだけになり、ノーファンデーションで一日過ごせるようになりました。

またステロイド剤の副作用で、毛深くなる人もいるらしく（副腎で男性ホルモンが作られることが関係しているようです）私もそうでした。でも、その悩みも今はなくなりました。

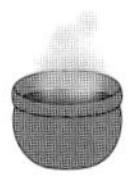

過食症にサヨウナラ

ステロイド治療の副作用なのでしょうか、昔はとっても太りやすい体質でしたし、浮腫(むくみ)もひどかった。食欲は、社会人になりたての20代の頃が最も異常で、食パン1斤をいっき食いとか、それも夕食後、きちんと食事をし終えてもなお食べたいという衝動にかられてしまうのです。

なんというか、お腹がいっぱいで満腹なのは頭ではわかっているのに、なぜか口が寂しい。なんとなく満たされない、やり残した感があるような。今、目の前にあるこれを口にしたら、満足するような気がする。という謎の妄想です。

本当に満たされていて、幸せな気持ちで一日を終えられるのなら、その食欲は正しいと思うのですが、満たされてない気持ちで口に物を入れてしまうため、苦しくて気持ちが悪くなるので、毎日のようにトイレで吐いていたのです。

そんな繰り返しで、無意味な行動をとってしまう自分を自分で責めていました。

自分をすごく責めながら、泣きながら、喉に自分で指を入れて嘔吐を繰り返していたのを覚えています。ほんとうに異常でした。

今になって思えば、あれはきっと一種の過食症だったのではないかなと思います。

Asucaの黄土漢方蒸しに出会ってからの私は、不安や恐怖、心配に思うことが見事に減りましたし、その分、満足や満腹、幸せ、幸福感が強まったので、物足りないとか、満たされないような感情がほんとうに少なくなりました。また食べ過ぎたり、お酒も飲み過ぎなくなりました。きっと自律神経が整ったのだと思います。

子宮が冷えていると、どうやら口が寂しいらしいのです。

これは知り合いの占い師とかスピリチュアルカウンセラーの方なんかもおっしゃっていて、過食で相談に来られる方には、子宮を温めるようアドバイスするということです。

また、東洋医学では、脳と子宮がシンクロしているとも言われていて、子宮の入り口と口はもしかしたら連動しているのかもしれないと、自分自身の変化からも思います。過食気味のお客様の多くが、Aasuca黄土漢方蒸しを継続していることで、過食しなくなっていることからも、うなずけます。

むやみに食べてしまって自分を責めるというような方は、ぜひAsucaの黄土漢方蒸しに入ってみることをお勧めし

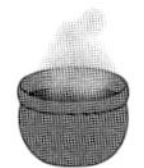

ます。不思議と落ち着くのではないでしょうか。

生理の質が良くなった

生理については第3章でも述べましたが、女性にとって生理は大切な問題ですので、ここでも繰り返しになりますが、申し述べたいと思います。

女性には、28日周期で訪れる子宮のデトックス、つまり生理が起きます。

本来、生理は病気ではないのに、生理痛や生理不順などの悩みを抱える女性が、本当に多く、私のサロンにも、たくさんのお客様がその悩みを抱えて通っておられます。

旅行や仕事の大事な会議と生理が重なり旅行が楽しめない、仕事に集中できなくて何度も席を立ってしまう、プレゼンでミスをした、長時間の立ち仕事が出来ず早退した、などなどまるで生理が病気のような存在になっている女性があまりにも多いのです。

また、そうならないために、痛め止めや生理をコントロールする薬を飲むのも当たり前になっているのも事実ですね。

本来、生理には重い生理痛も生理不順もないはずで、経血過多や極端に少ないということも、昔の女性はなかったらしいのです。

もっと言えば、生理だけではなく、主に排卵期に出てくるおりものも、本来無色無臭のはずが、茶色や赤い色が混じっていたり、魚介の腐臭がしたり、排卵期でもないのに毎日のように出て下着が汚れるほどの方もいます。

なんと驚くべきことに、戦前の日本の女性は、「おりものすらなかった」と前章でも述べました。

今この文章を読みながら、「えぇっ!」「はぁっ?」って、驚嘆の声をあげてる方もおられるかもしれませんが、そもそも、おりものというものは、膣内の雑菌を洗い流す役目であり、ウィルスを体外に排出しようとする自浄作用なのです。ですから、おりもの自体はデトックスのようなものですから、体にとって悪いことではありません。ただ「毎日おりものが出る」となると話は別です。異常事態だと言えます。

今では当たり前のように使っている、洗剤やケミカル(化学合成)素材の生理用品、はたまたＰＭ2.5などの大気汚染や排気ガス、花粉に付着して飛来している化学汚染物質など、何がどう肌に触れ、毛穴から入るのかわかりませんし、肌につけるものが何でつくられているのか、それがどのように我々の体に影響するのか正確にはわかりません。

人の体は穴だらけと、私はよくお客様やセミナーなどで

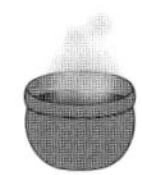

お話ししているのですが、個体は口に入れなければ入らないし、液体も口や肌に塗布、飲用しなければ体内に取り込むことはできないのですが、気体は、毛穴やそれこそ膣や肛門からも小さい分子のものならば、どんどん吸収されてしまいます。

ちなみに、生理用品ですが、ケミカル素材のものがほとんどですが、生理中に排出される血液（経血）のたんぱく質と触れ合うことで、化学反応が起きて、かぶれたりするのではないかと推測されています。おりものシートも同じです。

おりものが多い → おりものシートをつける → 生理になりケミカルナプキンを使う

こうして、年中365日、ケミカル素材を膣粘膜に当てている女性が多いのです。膣の免疫力が下がるわけですから、おりものや生理の悩みが増えて当然かなと私は思います。

また私たちの血や肉となっている食べ物にも、多くの農薬や化学肥料、添加物が含まれているわけですから、栄養を摂取すると同時に、アンナチュラルな物質が体内に入るのは周知の事実だと思います。

したがいまして、血液やリンパといった私たちの体の6

～７割ほどを占める水分も、100％ピュアなお水オンリーではないのも頷けますから、経血の質だって、個人差はあるものの影響は相当受けていると思うのです。

その証拠に、経血の匂いとか、サラッとしているのか、ねっとりしているのか、真っ赤な鮮血だったり、どす黒い血だったりと、一人ひとり違って当たり前です。

じゃあどうすれば良いのか。悩みますよね。残念ながら、この地球上で100％安全で安心な場所は、もうないのではないでしょうか。だからといって、ガス・マスクと防御服を装着して一生過ごすことなども不可能です。

だから今「デトックス」「体に不要なものを体外に排出すること」が、とくに注目されているのではないでしょうか。

Asucaの黄土漢方蒸しは、まず子宮から温めてデトックスするので、生理不順、生理前症候群や激しい生理痛、経血過多や不正出血、子宮筋腫や卵巣嚢腫といった、婦人科系疾患や心身ともに辛い不妊治療などにも覿面（てきめん）に効くのです。

ほとんどの方が、その婦人科系疾患が改善することで、その他の不調、例えば私のようなアトピー性皮膚炎だったり、便秘や冷え症など病名のつかない病気、すなわち未病と呼ばれているものが、少しずつ糸がほどけていくように

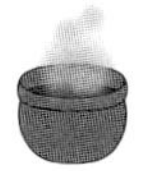

改善していくのを、たくさん見てきました。何より、私自身がそのことを実感してきたのです。

それは、月経の内容、質というものがAsucaの黄土漢方蒸しに出会う前と、出会ってからでは、まったく違っています。経血の色が、どす黒かったのが、鮮やかな赤に変わりましたし、鼻をつくようなキツイ臭いもやわらぎました。

イライラする、食欲の差が激しい、お通じが悪くなるなどといった、生理前症候群と呼ばれる症状もなくなり、お手洗いで用を足した際に、スーっと自然と楽に生理が始まるようにもなりました。

現在、布ナプキンを使っていますが、使い始めの頃より、布ナプキンについた経血の落ち具合がスムーズになり、手で洗うだけですぐに落ちるようになりました。なので一般的に面倒くさいと言われている布ナプキンの扱いも本当に楽チンです。

生理痛や生理不順はもとより、最近本当に多い子宮筋腫や卵巣嚢腫などの不調でお悩みの女性は、一刻も早くお近くの、Asucaの黄土漢方蒸しサロンでご体験なさってみてはと思います。

便秘も、サヨウナラ

小さい頃からいつも悩んでいたのが、便秘です。

医学的には、3日に1回出れば便秘じゃないそうですが、そのレベルではありませんでした。1週間とか平気で出なくて、物心ついた頃から成人してもなお、いつもお腹が張って苦しんでいました。

子供の頃は、なぜか、隠れんぼすると便秘が治るため、弟たち2人に無理やり隠れんぼを付き合わせていました。おそらく見つかるか見つからないかのスリルと緊張感が、便意を促したのかもしれません。

また、図書館や本屋さんに行くと、これまた便意が促されるので、小学生から高校生まで、よく図書館や本屋さんに出入りしていたのを覚えています。印刷のインクの臭いが、人の便意を促すそうですが、どうやらこれは医学的な根拠はなさそうです。もともと映画や読書が大好きだったので、これは嬉しい対処法でした。私が通う学校には、江古川乱歩の少年探偵シリーズ全26冊があって、それを何度も何度も繰り返し読んだことを思い出します。

成人してからは、食物繊維や乳酸菌を摂ると便秘に良いというので、野菜やヨーグルトを頻繁に食べるようにしま

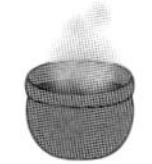

した。「食物繊維が豊富で体を温める根菜類」ということで、サツマイモなんかは、ふかしたものや焼いたものをよく食べていました。

けれども所詮それも対処方法に過ぎず、効き目はなく、いつもおへその周りを腸マッサージしていました。それでも、ゴロゴロ音がするだけで効果はありませんでした。

これも実は、Asucaの黄土漢方蒸しを毎日するようになってから、生理不順とシンクロするかのように、みるみる改善し１週間に１回出れば良かったのが、図書館や本屋に行かなくても３日に１回出るようになり、今ではきちんと毎日お通じがありますし、旅先など環境の変化があっても溜め込まない健康な体になりました。

あとで分かったのですが、どんなに乳酸菌や食物繊維を豊富に摂っても、頑固な冷えがある間は、内臓の働きや代謝（主に消化活動）が悪いので、お通じは良くならないのです。

Asucaの黄土漢方蒸しの座器は、上質な100%黄土で、他のものをいっさい混ぜずに素焼きで作られているので、ちょうど良い強さの遠赤外線が放出されており、人の体の５～７割を占める水分を振動させ、心地良い温度で温めます。そもそも胃は消化する際、蠕動（ぜんどう）運動といって、いわばシェイク＆シャッフルのような動きをするそうですが、温かい方がその動きはスムーズだそうです。

筋肉も冷たいより温かい方が働きも高まります。

軽くストレッチやウォーミングアップなどをして、体をほぐし温めてからトレーニングをする方が、筋肉の可動域も広がるし、柔軟性も上がるから、パフォーマンス（働き・機能）もアップするのと同じです。

内臓も温めることで、その働き、各臓器のパフォーマンスを上げていくことで、消化吸収されて代謝が効率よく上がるのだと思います。

すぐにAsucaの黄土漢方蒸しが出来ない方でも、なるべく白湯を飲んで胃をあったかくするだけでも違うと思います。あとは、ホットタオルや温めグッズでへその周りを温めるなど、いろいろ工夫をしてみることをお勧めします。

人間も、極寒の中だと動きが小さくて遅くなりますが、それと同じで内臓も温かい方が働きもスムーズになるのではないかと思います。

体温アップで病気予防

基礎体温が何度か、皆さんは把握されていますか？

この本を手にとった時点で、ご自分の健康については関心がおありで、ほとんどの方が知っているとつぶやかれて

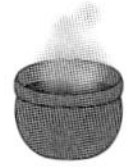

いると思うのですが、アトピーが重症な時の私は、頭の中が「アトピー」だけでいっぱいで、体温がどうとか、冷えがどうとか、便秘がどうとかは、アトピーとはまったく無縁だと思っていたので関心がありませんでした。

それよりも、どうしたら肌が正常にもどるのか、痒みがおさまるのか、といった表面的なことにしか目を向けられずにいたので、基礎体温なんて計ったこともなかったのです。でも、漢方蒸しで、冷えがかなり改善され、手足の先までポカポカしているのがはっきり自覚できるようになってからは、便秘同様、お肌の状態とシンクロするんですよね。そして基礎体温にも関心が向くように変わっていきました。

一般的には、理想的な体温は36.5度で、女性特有の生理や排卵による高温期と低温期の高低差は、0.5度の差が理想的と言われています。

基礎体温が35度の人は、がん細胞が繁殖しやすいとか、具体的な温度は示されていなくても「冷えは万病のもと」「体を温めるのは様々な症状の予防や改善につながる」と、最近はテレビなどでも耳にするかと思います。

ちなみに、ウィルスは熱に弱いものが多く、私自身も、ヘルペスウィルスを保菌して、かなり症状が悪化したことがあるのですが、毎日漢方蒸しをしたら水ぶくれのような腫れがなくなり、その後一度も症状が出たことはありません。しばらくの間は跡が残っていましたが、今ではそれも綺麗になくなりました。

平熱が低い人より高い人のほうが、少々の微熱でも気づかないほどで、温度差が大きければ大きいほど、人の体は36.5度をキープしようと自律神経などが働くため、その負担が大きくなるのです。

例えば、真冬に部屋を温めようとエアコンやヒーターをつけ、さらにレンジやティファールなど一気に使うとブレーカーが落ちます。大量のエネルギーを一度に使うとダウンするのと同じで、人も急な暑さや寒さには、弱いのです。「目指せ！理想的な温度差0.5度」です！

免疫力が上がった

「免疫力の90％は腸が担っている」とか、「お腹の底から笑うと免疫力が上がる」、「○○を食べると免疫力が上がる」「免疫力を上げるとがん予防になる」など、最近「免疫力を上げる」という言葉を、よく耳にするようになりました。

それだけ人々の関心は、健康や健康を司る免疫力などというものに、向き合い始めてきていると思うのですが、私自身、黄土漢方蒸しに出会ってから、確実に免疫力があがっ

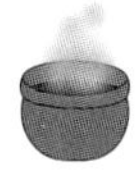

たなと実感しています。

ところで、免疫力ってどういう「力」なのでしょうか？

なんとなく知ってはいるけど、具体的にいったい何なのかよくわからないという人もおられるのではないでしょうか。

私も医者ではないので、具体的な説明というのは難しいのですが、Asucaの勉強会では免疫力とは、体に良く有効で必要なものは取り入れて残し、悪くて不要なものは排出（デトックス）する選択力だと教わりました。分かりやすい例えで言いますと、「免疫力が低い人よりも高い人の方が、病気になりにくい」こと、また一般的には、免疫力が下がると、

・ウィルスや感染症にかかりやすくなる
・肌が荒れる
・アレルギー症状（花粉症・アトピーなど）が生じやすくなる
・下痢をしやすくなる
・疲れやすくなる

なども言われています。

免疫力とは、体に有害なもの（がん細胞やインフルエンザなどのウィルスや細菌など）をやっつけ防御する力で、主に血液に含まれる「リンパ球」が担っていると言われています。

ちなみに、がん細胞は、毎日私たちの体にいくつかは発生していますが、いくつかは自分の免疫細胞によりやっつけられるので、がんに侵されることなく生活出来ています。がんのみならず、様々な病気にならずに済むために必要なものが免疫力なのです。

一般的に、免疫力を上げるためには、腸内環境を整えることや体温を上げることが必要と言われています。

私自身も、単純に病気や怪我をしにくくなりました。

・痛いところがない

・痒いところもない

・だるくもなければしんどくもない

・暑かったり寒かったりで辛いということがない

繰り返しになりますが、私はアトピー以外にも、喘息や急性膵炎、ヘルペスでも病院にお世話になっているのですが、すべて、日常で強いストレスがたまって体が悲鳴をあげる際に発症しています。ヘルペスに至っては、「保菌したら一生治らない」と言われましたが、これまで再発はしていません。

よく寝て、よく食べ、よく笑い。風邪を引いても薬を飲まずに、漢方蒸しで汗をかいて熱を下げるようにしています。

 ストレスに強くなった

漢方蒸しのもう一つの変化は、「ストレスに強くなった」ことです。

私の場合は、決して「ストレスがなくなった」ということではなくて、ストレスを多少感じても、それを引きずり溜め込むことがなくなったといことです。「ストレスと上手に付き合うことが出来るようになった！」というのが正解かもしれません。

以前は、出張などで地方へ行くと必ず便秘になったり、移動中の乗り物でもいつも酔って気分が悪くなり、ひどいときは頭痛になるなど体調を崩していました。ちょっとした環境の変化でも症状が出ちゃうわけですから、その都度うちひしがれておりました。

大事な仕事の前日などは、その仕事がうまくいくか不安で眠れない状態でしたし、毎週末は足つぼマッサージに通っていましたけど、徐々に肩こりや浮腫（むくみ）、だるさなどの

症状どころか、疲れも取れなくなっていき、様々なストレス解消グッズも購入して試しましたが、お金の無駄遣いになるばかりでした。

さらに、ストレス解消のためにあちこち通うこと自体が、ストレスになっていたようにも思うのです。ストレスをためる私の中のコップが満タンになり、溢れたときにアトピーと便秘と冷えが、慢性化していったように思います。

このように、ストレスは冷えと同じように万病のもととよく言われていますね。よくお医者さんから「ストレスを溜めない工夫をしましょう」と言われたりもしますが、ストレスを溜めないどころか、ストレスをゼロにする、この世の中からなくすなんてことは、そもそも可能なのでしょうか。

生きている以上、完全完璧にストレスをゼロにすることは、無理なのです。働いている人のみならず、今は、受験戦争やら様々な競争にさらされている子供たちでさえ、ストレスというものに直面しながら生きています。

ところで、そもそもストレスってそんなに悪いものなのでしょうか？　そんなにまで目の敵にすべきものでは本来ないのかも？

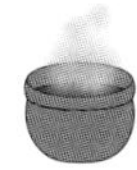

なぜなら、人は、ストレスがあるから進歩、成長しているのかもしれません。

今、流行っている筋トレ。私も体験している一人ですが、知れば知るほど大変興味深いのです。その一つが、毎日同じ部位の筋トレをするのは、あまり良くないという点です。中２日くらい空けることによって、その休み期間に筋肉は修復をし、筋トレ前よりも質が向上するからなのだそうです（超回復という）。毎日続けて行うと、傷ついた状態が続いてしまうため、特に一般人の場合は思わぬ怪我などの原因となってしまうからというわけです。

アスリートだって、一流であればあるほど、自分に負荷をかけて限界まで挑戦するけど、必ず休んでいます。緊張するトレーニングのあとは、マッサージなどのケアでリラックスしたり、オフや休息はとっていますよね。

ストレスもオンとオフがきっちり区別されていれば、とてもメリハリがあり、そのバランスがいいのです。時にはサボルことも大事。なのに、現代人の我々は、バランスをとるのがへたくそと言われています。

私自身も、休憩をとるのがものすごくへたくそで、倒れるまで我慢したり、終電まで働くことで満足したり、睡眠時間を削って努力をしていたりした結果、睡眠が浅くなり、翌日の仕事のことを考えすぎて眠れなくなったり、休日の日も常に考え事をするようになっていました。

自分で自分に必要以上にストレスを作ってはかけまくり、その手をぬくこともせず過ごした結果、ストレスに打ち勝つ免疫力をなくしてしまっていたのは、ここまで何度も繰り返し述べてきたとおりです。

筋トレでいえば「超回復」にあたる「遊びを入れる」「骨休みする」ということが出来なくなって、常に自分をいじめていました。いじめることで「自分は頑張っている」と錯覚をし、満足しながらも、肉体的精神的にかなりのストレスをかけ続けていたのです。

いい加減がいいのです。皆さんも、たまにはサボりましょう。

心身の健康にも、骨休みは大事なのですね。

「くよくよ」しなくなった

これは前述の冷えの症状やストレスと、かなり通じていることなのですが、やってしまったことをいつまでもくよくよすることが、以前より少なくなったと思います。

その時は正しいと思って行ったことでも、しばらく時間がたってから、あれ、間違っていたって気がついてくよくよすることって誰でもありますよね。

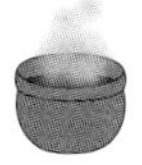

でも私の場合、失敗と判明する前にくよくよしていたのです。

「怒られたらどうしよう」

「ミスが分かって皆さんに迷惑がかかってしまったらどうしよう」

と、成功することが前提ではなく、失敗することが前提で思い悩むのです。まだ何も起きていないうちから、勝手に暗く落ち込みながら、内心くよくよしていました。

自分のやったことに自信がないからそうなるのだろうと思うのですが、東洋医学の考え方だと「不安」や「恐怖」から起きる「冷え」は、「くよくよ」とシンクロしていると言われています。

自分のアトピーを少しでも良くしたい一心で、黄土漢方蒸しに触れて体を温めながら、漢方スチームを目いっぱい吸収し続けた結果、体温が上がって「冷え」が改善すると共に、ネガティブだった思考が、どんどんポジティブへと変わり、「くよくよ」することも少なくなっていきました。

それからは、過剰に自分をいじめることもなくなり、ストレスが減り、たとえストレスを感じても、「大丈夫、どうにかなる」と、転換できるようになりました。

今は気持ちが楽になって、毎日が楽しいのです。

第5章

男性と
Asuca漢方蒸し

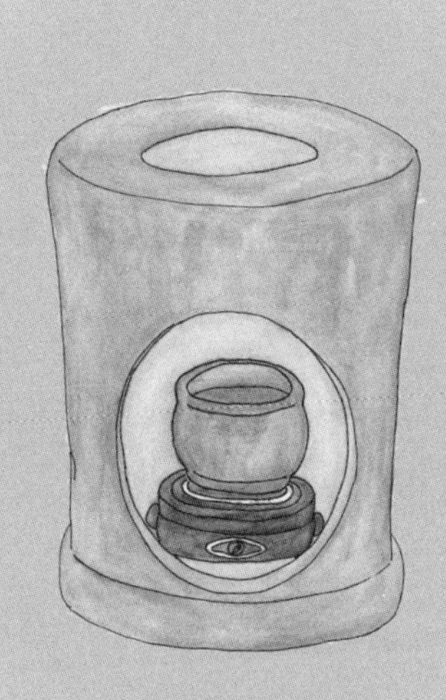

よく尋ねられるのが、

「漢方蒸しって男の人はどうなんですかね？」

これまでも、婦人科系疾患のことや不妊のことなどに触れてきました。冷え性＝女性の悩み、というイメージが一般的なので、なかなか男性に漢方蒸しというイメージは浮かびにくいかなとは思います。

ですが、近年、男性も冷えに悩んでいることが、ある製薬会社のアンケート結果で分かりましたし、サロンでも、カップルまたはご夫婦で来られる男性が増えたのも事実です。

自覚がない方も多いのですが、それなりに不調を抱え、実は冷えているのではないかと心のどこかでは自覚があるようです。

がん細胞は冷えと無酸素が大好きというのは、男女問わず言えることですから、男性も女性も、体を温めることは決して悪いことではないと言えます。

父が前立腺がんを発症

実は、私の父は前立腺がんでした。しかもステージ４。肺や骨にも転移が見られ、もう抗がん剤も打てないと言われ、せいぜいホルモン療法が効いてもあと２年と言われて

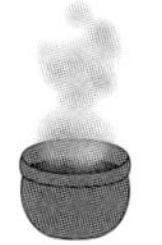

しまい、もう最悪の状態でした。

弟が亡くなったというのに、今度は父がと、家族全員が落胆したのは言うまでもありません。実は、当時、父は漢方蒸しが好きではなくて、「女性が好むもので男には必要ない」と思っていて、あまり漢方蒸しはやっていませんでした。

ところが、がんのステージ4で抗がん剤も無理という状況を突き付けられ、どん底に落とされましたが、そこから目が覚めたかのように、毎日、漢方蒸しに入るようになりました。がん細胞は、熱と酸素が大嫌いなのですから、とにかく来る日も来る日も漢方蒸しに入り、汗をかきながら体を温め、さらに朝いちばんの起き抜けには、90度の熱湯をふうふう冷ましながら飲むことを日課にしていました。

前立腺がんは、漢方蒸しから少し遠ざかっていた時期に見つかったがんだったので、漢方蒸し以外に何かをしないと無理だと感じた母が、いろいろ模索して「シリカエナジー」(唐津屋製)にたどり着いたのです。

実は、それまでも、付き合いもあって他社のケイ素水を飲んでいたのですが、そのケイ素水を勧めてくださった方から、「もっと良いケイ素水がある。末期がんの場合は、そちらにしないと間に合わないかも」と教わり、すぐにシリカエナジーへとブランドチェンジしました。

そのシリカエナジーが、父に予想以上の効果をもたらしてくれたのです。

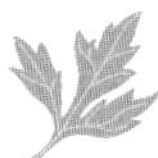

シリカエナジーについて

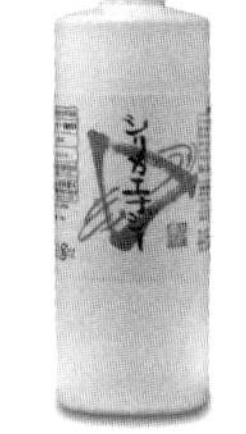

最近、じわじわと知名度を上げつつあるのが「ケイ素水」です。

まず、ケイ素とは何でしょう。わかりやすく言えば水晶です。ケイ素が酸素と結びついて二酸化ケイ素となり、その集合体の結晶が水晶なのです。

実は地球上では2番目に多く、空気の次にたくさん存在しているとも言われています。

また竹や炭、ジャガイモやワカメ、漢方蒸しの黄土や、よもぎにもケイ素が含まれていて、人体では髪の毛や骨、歯、皮膚、細胞膜もケイ素で形成されています。しかし40歳を過ぎるとケイ素は自力では作れなくなるので、酵素同様、ケイ素も食べ物などで補うことが必要とされています。

無論、水晶のままで人体に摂取することは不可能なので、ある特殊技術で液体にしたものが「シリカエナジー」です。

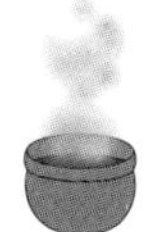

水晶を薬剤で溶かして液体化したものや、籾殻などの植物から抽出したケイ素を水に溶かした、水溶性ケイ素水が多い中、シリカエナジーだけは、自然の力でのみ作られていて、薬剤など一切含まれていないため、体には最も無害で負担が少ないと言われています。

シリカエナジーは、いわゆるケイ素水の一種ですが、他社製のケイ素水とは異なる特徴がいくつかあります。多くのケイ素水は水溶性ですが、シリカエナジーは水溶性であるうえ、さらにナノコロイド状水溶性ケイ素水である特徴があります。

電子の観点から言っても、プラスイオンとマイナスイオンが同量なので、常にスイッチが入り活動している状態、つまり電池もプラスとマイナスがそろって動くのと同じように、シリカエナジーのイオンは常に活動していてエネルギーが高いのです。

そして何と言っても、分子の大きさがナノコロイド状であること。これが唯一無二であることです。ナノとは、通常の分子サイズを1とするとその10億分の1が、ナノです。

私たちの体を流れている血液で例えると、赤血球の大きさが約8,000ナノと言われているのですが、シリカエナジーは桁違いに小さい50ナノです。ですから飲んですぐ血中や体内の細胞に吸収され、体の隅々まで運ばれるのです。

ちなみに、女性がこぞって美肌維持のために摂取しているヒアルロン酸コラーゲンですが、ケイ素がない肌にどんなに注入しても、流れ出てしまうそうです。ケイ素には料理でいう「つなぎ」的な役割があると言われていて、ヒアルロン酸やコラーゲンをつなぎ止めてキープしてくれるのです。

しかし、年々厳しくなる地球の環境と社会における強いストレスなどが、人体のケイ素を浪費し、かなりのスピードですり減らしているとも言われています。

私の父は、毎日の黄土漢方蒸しとシリカエナジーの摂取に加えて、ケイ素の石板（ケイ素に炭を混ぜて石板状にプレスしたもの）を電子レンジで４～５分温めたものをタオルに包み、下腹部の丹田に当てて、さらに体を温めていました。

ケイ素である水晶には、テラヘルツ波と呼ばれる赤外線の中でも、超遠赤外線と呼ばれる領域の広い赤外線が放出されることが分かっていて、このテラヘルツ波を丹田に当てることで、体を温めて免疫力を上げました。

しかも、このテラヘルツ波という波動は、水への透過性がかなり高く、振動を与えるので、人体の５～７割を占め

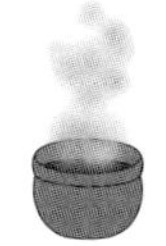

る水分を一気に振動させます。そのスピードは何と１秒間に１兆回。手足が冷たく感じるとき、温めた石板を丹田に当てると、即座に隅々まで温まるのはそのためです。

そして、シリカエナジーの場合、ナノコロイド状をしているので、分子がとっても細かいため、血液中のヘモグロビンに入ったり、細胞壁の修正を促したり、細胞内のミトコンドリアに吸収されて、活性化を促すことが出来ると言われています。

さまざまな摂取によって体内に蓄積された重金属は一般的に水分子と水分子の間に脂肪と一緒にくっついて存在しているのですが、遠赤外線を当てると、その振動で緩みはがれ、皮脂腺を通して体外に排出されます。つまりAsucaの黄土の振動とシリカエナジーは共に体を温めて、解毒するデトックス力が大変強いということが言えると思います。

父は一日あたり約50ccのシリカエナジーを毎日飲用し、黄土漢方蒸しの黄土壷にも7ccほどのシリカを加えて、さらに温めたケイ素石板を丹田に当てながら、毎日漢方蒸しを続けました。

ごくまれですが、黄土漢方蒸しだけでは、体がなかなかすぐ温まらないという人もおられます。極度の冷えなど理由はさまざまですが、血流がどろどろして悪いと、遠赤外線が伝わりにくいので、熱をなかなか発生させられないのも原因の一つです。

そういった方には、ケイ素の石板を当ててもらうと、すぐに温まり、さらっとした汗もすぐに出ます。それは、ケイ素の超遠赤外線の効果だと思われます。

男性も体を温めよう

繰り返しお話ししている通り、がん細胞は、冷えと無酸素が大好きで、反対にいえば、温かさと酸素が大の苦手なので、必然的に、前立腺がん末期だった父は、毎日黄土漢方蒸しで体を温めて、黄土が持つ酸素を体内に取り込むことを続けました。

これはもう周知のことでしょうが、我々の体の中には、約60兆個もの細胞が存在していると言われていて、その一つ一つが生命活動を行っています。

私は、このことを「私たちの体の中には60兆個もの人が住んでいて、ご飯を食べて排泄をするのと同様に、新陳代謝が行われています。そうして、その細胞一個一個も年をとり、年をとったら、私たちの人生同様、生命活動を終えて、体の外へと去っていきます」と、セミナー等で話しています。

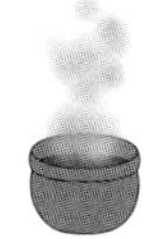

がん細胞は、そのような普通に年をとる細胞とは動きがまったく異なり、細胞分裂などは行われず、年をとらないまま無制限に増え続けるため、やっかいなものだと言われています。

でも、そんながん細胞だって生きているのですから、不死身ではないので、死滅するときは死滅します。ロボットやアンドロイドでさえ、いつしか故障し、寿命がくれば壊れるんです。

そのシンプルな発想、思想に基づいて父は、毎日、来る日も来る日も、黄土漢方蒸しを行いました。さらに、先ほどお話したケイ素石板を、就寝中や日中のみならず、黄土漢方蒸し中も当てていました。

シリカエナジーは、SiO_4 という通常とは異なる元素記号で出来ており、酸素を豊富に保持しているので、毎日少しずつ摂取することで、がん細胞にダメージを与えることが出来たのではないかと思います。

腫瘍マーカーの正常値が4のところ、父は144だったのが、翌月には77、さらに1ヵ月後にはなんと、2.6（正常値内）にまで下がり、それ以降は、0.4など1を下回るほどの正常値をキープしています。

世間では、男性は温めてはいけない、特に、生殖器は温めたらダメという意見をよく聞きます。父のようながんを発症した場合や、その他のさまざまな体調不良や病に関しては、男女問わず、温めたほうが予防になるのは、ご理解いただけたと思うし、お医者さんもよくテレビなどで「体を冷やさないほうが良い」「冷えは万病のもと」と言われるので、男女平等なはずです。

生殖器だけを集中して温めて、そこに熱をこもらせるのは危険かと思うのですが、黄土漢方蒸しの場合、生殖器と肛門の間の「会陰」を温めることで、免疫力を上げ、気の流れを良くしています。また場所的に、上半身と下半身の血流がクロスする場所ですので、生殖器だけを熱するのではなくて、全身の気と血の巡り、循環を整える作用が期待できます。

熱を1ヵ所に留める温熱療法は危険かもしれませんが、Asucaの黄土漢方蒸しの場合は、散らばらせ、分散させることが出来るので、安全性も高いのではないかと理解して行っています。

その証拠に、病院で「無精子症」と診断された男性が、黄土漢方蒸しをコツコツ続けたことで改善し、妊娠出来たというご夫婦がおられます。

(注) 筆者のサロンでは、基本的に新規の男性のみの体験はお控え頂いています。女性同行またはご紹介でしたら可能です

第６章

サロン『わいは★まほろ』プレゼンツ！

さまざまな病気と Asuca黄土漢方蒸し体験談

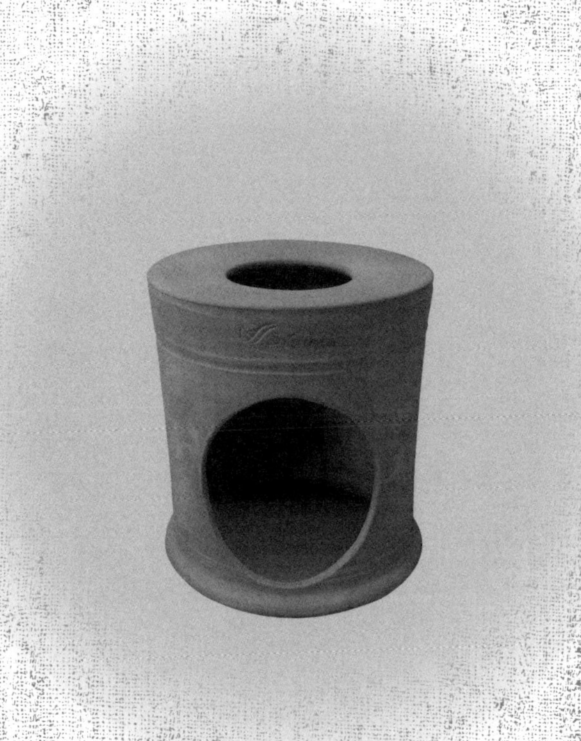

さまざまな病気の予防と改善報告

「がん細胞は酸素と熱が嫌い」と再三言って来ましたが、Asucaの黄土漢方蒸しは、100%黄土を使用した漢方蒸しなので、黄土が持つ遠赤外線と酸素が、がん予防の効果を発揮しています。

唐津屋の「シリカエナジー」も、多量の酸素と超遠赤外線の影響で、やはりがんの予防が期待出来ます。

ただ日本の医療界において、医療行為や医療機器として認められたものではないため、必ずしも「病気を治す」ものではありませんが、私たちのサロンに通ってくださった多くのお客様から、がんや不妊のみならず、様々な病や体調不良の改善、効果的な体験のご報告をいただいているのも事実です。

そのたびに、手をとって、時に涙を流して喜んできました。そのエピソードが、一人でも多くの方々に届くことで、悩みや苦しみを克服する手助けや励みになればという思いで、今回ご本人様それぞれに許可をいただいて、紹介させていただくことに致しました。

以下、さまざまな病と、さまざまな体験談です！

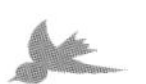

体験談① 卵巣がんと囊胞（のうほう）

卵巣に腹水がたまり、末期がんの疑いがあるということで検査を受けたところ、卵巣囊胞が見つかりました。

右が１センチ

左が３センチ

それまでも婦人科系が良くなく、経過観察で通院していましたが、その後、約８年間は正常値が35以下のところ、私は45〜60をいったりきたりで、高くても90でした。

ところが、その腹水がたまった時には、腫瘍マーカーが700にまでなり、囊胞も大きくなってしまいました。「これはまちがいなくがんなので、緊急手術が必要」と言われましたが、黄土漢方蒸しを知っていたので、すぐに続けたら、約１ヵ月後には、腫瘍マーカーが200まで下がり、囊胞も少し小さくなっていたので、とりあえず手術は見送ることに。

引き続き、30回チケットでサロンに通い続け、漢方蒸し90回後の検査で、なんと右の１センチの囊胞が消え、左の３センチは２センチ弱になっていました。

でも、腫瘍マーカーはまだ正常値にはならず、40〜60をいったりきたりでしたが、悪性だと、数値は下がらず200のままだから、200から40〜60に下がったということで、一安心していました。

その後、漢方蒸しセットを自宅用に購入。自宅で毎日

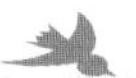

のように入っていましたが、母の入院で、週に1回入れるか入れないかとなり、再びエコーで、嚢胞が4～5センチになってしまい、腫瘍マーカーも130に上がってしまいました。

いよいよ手術をする運びとなり、ホルモン治療のため生理を止めたにもかかわらず、生理痛のような痛みがあり、検査すると今度は腸閉塞だとわかって、嚢胞も8センチ、腫瘍マーカーも300にまでなってしまいました。その間は、漢方蒸しにも入れませんでした。

腸閉塞手術が大変難しく、術後は体重が激減し、体力も落ちました。漢方蒸しは体力がある時しか出来ませんので、週に1回くらいだったでしょうか。でも頑張って入り続けました。すると、腫瘍マーカーが130から2桁にまで下がり、検査では、腫瘍マーカーが最も低い19でした。これには医者もびっくりで、嚢胞も左が2センチまで小さくなり、右の消えた嚢胞も再発はしていませんでした。

医師から「何かしましたか？」と聞かれ、黄土漢方蒸しのことを話したところ、なんとカルテに「よもぎ蒸しで完治」と記入してくださったのです。

ほっと胸をなでおろしています。でも、まだ左に嚢胞が残っているので、完全に消えるまでは油断をせず、まめに漢方蒸しを続けようと思っています。

（山下さん60代　女性）

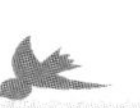

体験談②　子宮筋腫と妊娠

硬い筋腫があり内膜を圧迫しているので2週間後に手術を勧められて、その後2週間毎日漢方蒸しに入って病院に覚悟して行ったら、筋腫が消えていました。

その代わり、大腸にポリープがあることがわかったのですが、漢方蒸しでそれも消えてなくなりました。

すると今度は、手にしびれが出てまた検査を受けるとリウマチと言われ、明日からステロイド治療をするので、この本をよく読んでくださいと言われ、翌日検査結果を聞きに行ったら、リウマチではありませんでしたと言われて、えっ！となり、どういうことですか？と再三尋ねました。

医者も、「リウマチで間違いない感じだったんですけどね」と言われました（笑）。

実は、以前にも、リウマチかなと自分で思うことがあったので、リウマチではないという結果になり、改めて確認できてよかったです。

それから4ヵ月、自宅用に漢方蒸しを購入し毎日入っていたら、びっくり！今度は妊娠していました。45歳で初産でしたが、安産でした。

（久本さん40代　女性）

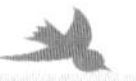

体験談③　大腸がんと卵巣がん

大腸と卵巣のがんを切除。肝臓、全身の細胞にも転移して末期がんと宣告されました。その年の5月から週3回漢方蒸しに入りました。

すると前回の検査では腫瘍マーカーが92だったのが、なんと今回7まで下がり、病院がびっくり。そのことを主人に話すと、「そんなもんでがんが消えたら医者はいらん！」と言われ、挙句の果てには「洗脳されてる」とまで言われました。

が、確かめに行かせた娘までもが漢方蒸しにハマってしまい（笑）、親子で顔色や体調が良くなったため、あんなに反対していた主人も今では「早く漢方蒸しに行きなさい」とまで言うようになりました。やっぱりAsucaの黄土漢方蒸しは凄いし感謝です。

（大川さん４０代　女性）

体験談④　子宮筋腫

大きさが5センチほどの、堅い子宮筋腫があります。7回、黄土漢方蒸しをして検診に行ったら、「不思議なことがあるもんで、筋腫が変形している」と医者に言われました。

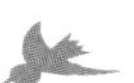

どういうことかと尋ねたら、筋腫の中が腐りしわしわになり萎んでいるという大変珍しい状態とのこと。出血がひどかったり、お腹が痛かったら再度病院へ来てくださいと言われました。ひょっとしたら、このまま萎むかもしれないとのことでした。

結局、その後筋腫は消えてしまいました。

（西山さん 39 歳　女性）

体験談⑤　C型肝炎からの末期がん

整体を予約して来てみたら、黄土漢方蒸しに目がとまり、「これは何ですか？」と尋ねて説明を受けたものの、最初はぴんときませんでした。

C 型肝炎からの全身がんをわずらい、12 年もの間ずっと 3 ヵ月おきに検査入院を繰り返し、手術や抗がん剤、放射線治療をうけていました。

整体でもと思い、サロンに来たのは、ちょうど胃がんの手術をしたあとで、その時点では小さい肝臓がんがいくつも見つかっていて、4 センチのがんだけを、1 ヵ月半後に手術をすることになっていました。

自宅が遠いため、週末しかサロンには通えず、疑いながらも 6 回だけ漢方蒸しをしました。

1 ヵ月半後、病院へ行ったら、なんと 4 センチの肝臓がんが半分になっていて、そのほかの小さいがんも消えていたのです。でも、医者は、まれなことがあるもんだと驚きながらも、でもこれまでどおり、またがんが再発か大きくなることが予想されるので、また3ヵ月後に、検査に来るようにと言われました。

たった6回でこのような結果が出るのならばと、思い切って自宅用に購入。毎日毎日蒸された結果、なんとがんがすべて消えてしまったのです。長年続いた抗がん剤、放射線、その副作用による吐き気などのきつい症状、すべてから解放され、毎日が天国と思える日々です。

（阿久津さん 70代　男性）

体験談⑥　生理前症候群とピル

月の半分は鬱のような症状が出る、理前症候群に悩み、毎月はるばる東京へ飛行機に乗ってまで通院をしピルを飲んでいました。

実はその頃、職場で気になる男性がいたのですが、とてもじゃないけど声をかける勇気などなく、体調も悪くて恋愛する余裕などありませんでした。

そうこうしているうちに、その男性は人事異動で他県へ移動となってしまいました。そんな中、鹿児島のサロンでAsuca黄土漢方蒸しに出会い、月に4、5回通って

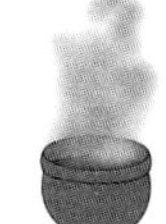

いるうちに、ピルを飲まなくても良くなり、どんどん体調や顔色なんかも良くなっていきました。

心にも余裕が出来始めた頃、前に気になっていた男性が、出張で来られました。

そして、健康になり活き活きし始めた私に気がついて下さって、男性の方から「いい人でもできたの？」と声をかけてくださり、「いいえ」と答えると、「僕とつきあってください！」と言われ、そのまま3ヵ月くらいお付き合いをしたのち、なんと結婚まで。

婦人科系が良くなく、妊娠どころか結婚も諦めていたのに、なんとおかげさまで妊娠出来、無事出産もさせていただいたのです。

報告するたびに、サロンの玄関先で手をとりあって泣きました。Asuca黄土漢方蒸しに出会って、健康になり、人生が変わりました。

健康とは、体だけでなく、心もポジティブに変えてくれるのだと、身をもって実感しております。（その後、2人目のお子さんも無事出産されたそうです）

（与野さん40代　女性）

体験談⑦　不安症を克服してサロンオーナーへ

私がAsuca黄土漢方蒸しに出会ったのは、2017年の

10月。

仕事で我慢することが多く、そのストレスから不摂生になりがちでした。それを自分で自分を責めるようになり、夜も眠れなく、常に不安な状態が続き「死にたい」という気持ちが現れるようにまでなり、その職場を退職しました。

そんな時に、心と体を癒したいと地元のサロンに行ってみたところ、1回目こそ、一人で行く勇気がなく、おしゃべりをしながら入り、専用のマントもすっぽりと頭までかぶることが出来ませんでした。今思えば、冷えが強すぎたため、「不安」「恐怖」といったネガティブな感情が強かったのだと思います。

2回、3回と体験するたびに、徐々にその日の夜の睡眠の質が違うなぁとか、体の奥底がずっとあったかいなど、他の温熱療法やデトックスとは明らかな違いを体感。

これはもうずっと長く通いたいと思ったと同時に、自宅で出来るならばと、器具の一式購入を決めていました。

自宅で蒸されるようになってからは、出来るだけ毎日蒸されました。最初のうちは「健康になることが怖い」っていう思いすらあって、今思えばそれは本当に心の病だったなと。でも、だんだんと、よく眠れるようになり、それまでの就寝時用の靴下が要らなくなり、毛布に丸まって暖を取らないと眠れなかったのが、大の字で寝られるようになりました。

心も体も温まって、不安が減る分、まともに眠れるよ

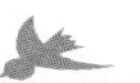

うになっていったのです。

化粧品も10種類以上だったのが3種類の基礎のみになり、旅行などに行く際も、昔はたった1泊なのに、何泊もするかのような大荷物だったり、不安だからという理由でいろいろ持ち歩いていたケアアイテムも減り、何かを選択する際にも、他人に委ねがちだった答えも、自分の意思で決断できることが多くなったのです。

シャンプーリンスや洗剤などの身の回りの生活用品も、自身の体だけではなく、地球環境にも良いものを選べるようになるくらい、心にゆとりも出来始めました。

Asucaの黄土漢方蒸しは、無農薬の漢方薬草だったり、釉薬を使わず焼き上げられた座器であるなど、自然以外のものが含まれない素材で作られていますが、それを愛用したことで、体だけでなく、心にもそのような影響が出たのかなと思っています。

そしてシリカエナジーも愛飲しています。毎日少量ずつ飲んだり、漢方蒸しにも入れて蒸されていますが、人間の脳にある松果体(しょうかたい)はケイ素で出来ていると教えられ、知らず知らずに松果体に良い影響が出ているとも感じています。

ある日、漢方蒸し中に、「生まれてきた　私を楽しむ　それだけで良い」ふとそんな言葉が降りてきたのです。

私としては、それは、胎内ワークのような体験だと感じています。

このような体験や喜びを、大切な人や困っている人に伝えたい！との思いで、今はアパートの一室をお借りしてサロンをOPENし、営業をさせていただいています。

身体を壊してしまったことで、自分自身と向き合う事を学べたことが今は感謝ですし、漢方蒸しとシリカエナジーに出会えたことで自分自身を大切にすることが出来、その結果、

「シンプルな生活を送ることが出来る嬉しさ」

「女性に産まれてこれたことへの喜び」

「心と身体両方が健康であることがいかに大切なことか」

すべての出会いと気づきに今心から感謝です。

（新谷さん30代　女性）

体験談⑧　乳がんと糖尿病

糖尿病からの合併症で乳がんを患い、大手術をしましたが、リンパにも転移がある状態が10年続きました。

抗がん剤を拒否し、医者と大喧嘩をし、病院を変えることに。変えた先の病院で、丸山ワクチンを打っていましたが、同じように丸山ワクチンを打っていた知り合いの方が経済的に厳しくなり、止めたとたんに亡くなられてしまいました。

そんなことから、丸山ワクチンに代わる何かをずっと

探していましたところ、Asucaの黄土漢方蒸しに出会いました。最初は半信半疑で入りましたが、ワクチンを打っていたところがピクピク反応しているのがわかったことから、ひょっとしたら良いかもしれないと思い、体質改善するには目安、93回入ると良いと習い、せめて糖尿病だけでもと思いながら、週に5回通いました。

それまでは、インスリンを太ももに毎日4ヵ所打っていましたが、なんと漢方蒸しを始めてから3ヵ月で「インスリンが出ているから打たなくてよい」と医者に言われ、おまけに乳がんもリンパの転移もなくなり、医師より初めて「完治」と診断してもらいました。

もう一生、完治は無理。病とうまく付き合って生きていくと決めていたのに、両方とも調子が良くなって、暗くふさぎこみがちだった私自身が、大変明るくもなりました。

今では友人や親戚など、あらゆる知り合いに、Asua黄土漢方蒸しをお勧めしながら、私自身も（買うつもりはなかったのですが、娘の説得もあり）ついに購入し、自宅で漢方蒸しを続けています。

（木本さん60代　女性）

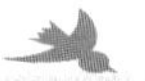

体験談⑨　卵巣がん末期

50歳で卵巣がんのステージ4と診断されました。しかも「あなたのがんは、再発しやすいがん（細胞）です」と大学病院で言われて、卵巣を全摘出しました。

手術、抗がん剤、放射線治療すべてを行いました。髪の毛は抜け落ち、副作用の吐き気に襲われ、大変苦しい日々でした。ところが、医者のいう通り、3年後にまたしても再発。今度は直腸にがんが見つかり、再び手術、抗がん剤、放射線治療を行い、また苦しい日々が続きました。

さらに、その数ヵ月後、今度は全身、体中に散らばったがんがみつかり、医者からは、

「抗がん剤が効かなかったからだと思います。こうなると、手術はもちろん放射線治療も無理です。それでも抗がん剤を打つか、ホスピスに行くか？　どうされますか？　そのあたり、家族で相談してください」

と言われ絶望的になりました。

家族で話し合い、抗がん剤を打つ計画を経て、3回抗がん剤を打ったタイミングで、サロンに出会い、Asucaの黄土漢方蒸しを試してみました。

自宅からは遠く、おまけに生きるか死ぬかの瀬戸際でしたので、漢方蒸しだけを週に何回かしたところでは間に合わないと判断、家族でお金を出し合って自宅用に漢方蒸しセットを購入。さらに、漢方蒸しだけでは間に合

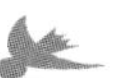

わないと考え、シリカエナジーを7cc（キャップ１杯）毎回の漢方蒸しのお湯に入れて煎じたものと、ケイ素石板をホットストーンにして丹田に当てながら蒸されるということを毎日毎日続けました。

１ヵ月で腫瘍マーカーが下がり、なんと３ヵ月で正常値になり、ついに４ヵ月目には職場復帰をしてしまったのです！本当にありえなくて、職場ではみんな、「彼女かわいそうに、ホスピスだよ」と噂されていたのに、元気に復活したもんですから、一同まさに驚愕でした（笑）。

ちなみに、計画通りに、抗がん剤も打たなければならなかったのですが、それまでとは打って変わって、髪の毛一本も抜けることなく、吐き気などの副作用もないまま、元気になることが出来ました。まさに奇跡です。

そんな私の噂を聞きつけて、周りのみんながこぞって、黄土漢方蒸しセットを購入されました。

（神原さん50代　女性　職業はなんと看護士さん。今も現役で働いていらっしゃいます）

体験談⑩　ひきこもり

当時中学生だった娘は、生理の経血量が大変多いのが悩みでした。ある日、学校で漏れて、制服を汚したことが周りにばれたことがきっかけになって、学校へ行けな

くなってしまいました。

たまたま、サロンに縁があって、漢方蒸しで子宮を温めるから、娘に良いかなと思い、「たまには気分転換に行ってみようよ」と誘ってみました。すると、その時だけはなぜか、素直に応じてくれて、一緒に漢方蒸しをしました。とっても温かくてスッキリし、気持ち良かったようでした。

なんと、たった1回入っただけなのに、翌朝、誰も起こさないのに、娘が6時半に起きて来て、「学校に行く」と言うではありませんか。

以来、毎日通うようになり、先生からは卒業も難しいと言われるくらいだったのに、無事卒業させていただき(涙)、おかげさまで大学進学まで出来、感謝です！

（蒲原さん50代　女性、娘さん20代）

体験談⑪　成績アップ

ひきこもっていた娘さんが学校に行けた！という話から、どうやらAsucaの黄土漢方蒸しに入ると子宮にいいだけでなく、頭がスッキリして脳にも良いのでは？と、その娘さんのお母様からうかがい、じゃあうちの娘にも勧めてみよう！と、当時中学3年生だった娘とサロンへ。

たった1回入っただけで、全教科の点数が上がり「あ

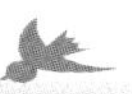

なたの頭には異変が起きた」と先生がおっしゃったようです（笑）。

娘はそのまま週に１回の漢方蒸しを続けたら、成績も伸び続け、当初いけるはずもなかった某有名大学はじめ、受けた国公立の大学すべてに合格。地元の国立大学の法学部に入学できました!!

（宇梶さん 50 代　女性）

体験談⑫　膠原病

30 歳で膠原病と診断され、ステロイド治療を勧められたのですが、体にあわなくて、ありとあらゆる民間治療や健康法などを試しました。かかったお金もマンションが買えるくらいの金額を費やしました。でも、どれもこれも効果はいまひとつ。むしろ、年々悪化しておりました。

そんな流れのなかでサロンへ縁があってうかがい、Asuca 黄土漢方蒸しに出会いました。

「死にそう、死にそう、私は死にそうなんです」と言いながら這うようにお邪魔して、温かいはずの座器に腰掛けるも、寒くて、寒くて。今思うと信じられませんが、何をやっても私の体は温まらず、いつも冷えていたのです。

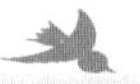

何回か、頑張って通ううちに体に反応が起きてきました。

胸元（気管）に、自分でも毒素のようなものがたまっているのを感じていたのですが、漢方蒸しをしながら、その毒素というか老廃物が上がってきて、ゲホゲホ吐き出しました。ティッシュに吐き出して捨てながら蒸されました。ティッシュ１箱では足りず、５箱持参して通いました。

通うのもやっとでしたし、とにかく寒かったので漢方蒸しを自宅に購入し毎日蒸されて体を温めるのはもちろんのこと、加えてシリカエナジーの飲用と漢方を煎じるお湯にもシリカを混ぜて行い、さらにケイ素石板とシリカ入り温熱布団も買い揃えて、治療だと思って毎日ひたすら温め続けました。

お金はかかりましたが、マンションが買えるほど費やしていたことを思えば安いもんですし、１週間ごとに（１ヵ月ではなく）調子が良くなる私の姿を見た兄が「今までこんな妹の元気な姿を見たことない」と驚いて、わざわざサロンへ自分も蒸されに行ったほど。

今も、薬は一切使わず、病院にも行かずですが、寒がることやゲホゲホ吐き出すような症状もなくなって、毎年、登山が出来るほど！元気です。

（嘉山さん 60 代　女性）

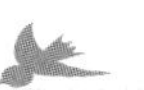

体験談⑬　重度のパーキンソン病

膠原病を克服された知人の紹介で、サロンへ。初回の時に、パーキンソン病の症状が出てしまい、お手洗いで自力で立ち上がることが出来なくなってしまいました。それでも、なんとかして蒸されたい一心で来ましたから、入って帰りました。

本当なら、自宅で毎日蒸されるのが理想と言われましたけど、自分で薬草の準備が出来ないので、シリカ入りの温熱布団を購入し自宅でも体を温め、週に2回は、時にはタクシーを使ってでも頑張って通いました。

少しずつ、体が自由に動かせるようになり、最終的に、Asuca黄土漢方蒸しセットを購入し、自宅でも家族にも協力してもらいながら、入り続けています。

（小薗さん60代　男性）

体験談⑭　産後ケアと乳口炎・乳腺炎

産後、身体の冷えにより、乳口炎と乳腺炎のダブルパンチ。石がつまり、乳房が熱を持ち母乳が出にくくなり、痛みを堪えながら授乳の日々。すごく困り果てていた時、母が、以前に見つけていたサロンのことを、「漢方蒸しがどんなものかわからないけど、やってみる価値はある

と思うけど、行かない？」と声をかけてくれたのがきっかけでした。

Asucaの漢方を煎じている間、その湯気をかいだだけで、胸がはり、母乳が溢れてきました。蒸されている間はずっと母乳が止まらず、ひたすら絞っていたのを覚えています。

私の乳口炎は詰まっている部分に針をさしてほじくり返していたので、いつも血まみれで痛みと闘っていたのですが、サロンに2、3回連続で通ったら、綺麗サッパリ治っちゃいました（笑）。

もう痛みもないし、こりもない、詰まりもないです。しかも、繰り返しやすい症状なのですが、まったくと言っていいほど再発は一切ありませんでした。

そんな私を見て、母が自分も行ってみたいと言い出だしました。母は極度の冷え症で、なんと平均体温が34.5度でした。漢方蒸し中なのに、寒い寒いといって真夏でもウィンドブレーカーのようなジャンパーを3枚も羽織り、靴下を5枚履かないと生活が出来ないほどでした。週に5回を3ヵ月通ったところ、何をやっても変わらなかった体温が、36.5度に上がったのです。自分で見つけたサロンに大満足のようです。

念願だったスペインのバルセロナとハワイへの旅行も出来るほど元気になりました。

最終的には黄土漢方蒸しセットを購入させていただき、母と二人三脚で、Asucaの正規取扱店サロンを営んでい

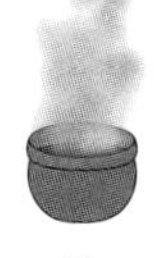

ます。おかげさまで忙しい毎日です!!

健康が一番！本当に感謝！

（相良さん30代と70代親子　女性）

体験談⑮　大腸がん

初めてサロンにお邪魔して、黄土漢方蒸しに入ったあと、逆に便秘になりました。コロっコロの堅い便が出て、なぜだろうと思っていました。

看護士という職業柄もあって心配になり、病院で検査を受けたところ、なんと大腸がんの末期であることが判明。それまでまったくそのような予兆のようなものはなかったので大変驚きながらも、「あぁ漢方蒸しが教えてくれたんだな」とピンと来ました。

医者が言うには、「もうこれは開腹してみないとはっきり言えないけど、ほぼ末期だから、開けてみます。でも、もう手遅れならそのまま閉じるしかない」と言われました。

案の定、開腹したところ、手遅れであることがわかり、人工肛門をつけることとなってしまいました。サロンで販売していたシリカエナジーがどうしても飲みたくて、買おうとしましたが、家族に「怪しい」と反対されてしまいました。それでも、隠れてこっそり購入して飲んで

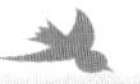

いました。

１ヵ月後の検査でびっくり、大腸がんが消えていたのです。

その後も引き続き、毎日のAsuca漢方蒸しとシリカエナジーを継続していたら、（漢方蒸しは週に１回、シリカエナジーは１日50cc→30cc）それまで出来なかった家事が出来るようになって、それまで怪しい怪しいと言っていた家族が、ようやく認めてくれて、今では家族みんなでシリカエナジーを愛飲するようになりました。

ありがとうございますシリカエナジー。

（野元さん80代　女性）

体験談⑯　子宮筋腫と腎臓

不妊治療が目的でサロンへ。子宮筋腫があるため不妊だったのではないかと思っていたのですが、腎臓も悪くて体調が良くありませんでした。

腎臓が良い人は長生きするといわれるくらい、大事な臓器である腎臓。たとえ妊娠出来たとしても、腎臓が悪いままだと、出産が大変ですし、何より健康な赤ちゃんが産めないかもしれません。

腎臓の大切さをサロンで教わり、まずは母体を整えましょう、腎臓を良くしましょうと、目標を持って、黄土

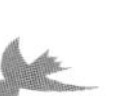

漢方蒸しに入ることにしました。

最初に入った後、なんと、サロンから5分ほどのところにあるスーパーで大量の尿が出ました。そしてその後も、約5分おきくらいに、尿が出続けたのです。

トイレに駆け込むたびに、毎回長くなる私を主人が大変心配し、「大丈夫？」と何度も確認しに声をかけてくれました。尿だけでなく、実は、便も大量に出ていて、自分でもびっくりするほどでした。こんなに排泄力が衰えていたのかと実感させられました。

その後もサロンに通っていましたが、約3ヵ月ほどで子宮筋腫が消えてなくなり、腎臓の調子も良くなっていました。

だけど、今度は主人が疲れていることが分かり、階段を上り下りするのもやっとなくらい疲れている日もあったりして、自分ばかりが元気になるのがだんだん悪いなぁと思い始めていました。

ある時、「どこに置いたら良いかな・・・」もし、漢方蒸しを買うならと言おうと思っていたら、「ここに置きたい」と、主人が言ったのです。それが漢方蒸しだと分かっていて、しかも、私以上に主人が漢方蒸しに入りたかったということがわかった瞬間でした。

日に日に元気になる私を見て、いつしか欲しいと思うようになったようです。自宅用に購入して程なくして、1人目を懐妊し、現在3人目がお腹におります。

こんな幸せな毎日が来るなんて夢にも思わず、夫婦で

漢方蒸しの虜（とりこ）です。

私たちのような人が増えるといいなとの思いで、たくさんの方に、Asucaの漢方蒸しを勧めています！

（野原さん30代　ご夫婦　鍼灸・整骨院経営）

体験談⑰　骨粗しょう症

長年、骨粗しょう症に悩まされ、ことあるごとに骨折をし、歩行困難なため、めったに外出は出来ない、コルセットも手離せないという生活を送っておりました。私の息子は２人とも医者で、たぶん反対されるだろうと思い、内緒で骨に良いとされるシリカエナジーをサロンから購入して１日50cc飲んでいました。

１ヵ月半後の検査では、骨が回復して繋がっていたのです！これにはびっくりで、いくら骨に良いといっても高齢だし、たったの１ヵ月半で結果が出るとは思ってもいませんでしたから。

ますます気に入ってしまい、シリカエナジーと、ケイ素石板とケイ素入りの電気座布団を追加で購入し、毎日お腹に当てたりして愛用しています。

（竹本さん80代　女性）

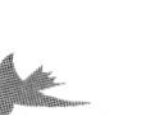

体験談⑱　ペット

飼っている小型犬が、あと１週間の寿命と獣医さんに診断されて、ガックリ肩を落としておりました。

サロンの先生が家に来て、目も見えなくなり全く動かなくなった我が家の愛犬を見て、シリカエナジーが良いのではないかとお話してくれました。言われるまま、シリカエナジーをスポイトで口から飲ませたり、目薬のように注してあげたりしていました。

すると、１週間経った頃、微動だにしなかった愛犬がいきなり、ぴょんっと、ベッドから飛び降りたのです！

そして元気いっぱい家中を駆けずり回りだしました。その姿を見て、私自身はもちろん、周りの友達も「シリカエナジーってすごいね」と、今では毎月１～２本、みんなで愛飲しています。

（山元さん 60 代　女性）

体験談⑲　脳梗塞と認知症

40 年来、糖尿病を患っていました。自宅で洗濯をしていたら、わけがわからなくなり、呂律が回らなくなって、救急車で病院へ。糖尿病の合併症で脳梗塞を発症。40 年来で年齢も年齢だから、諦めてください。脳が小さくなって言葉が出なくなり、手足も動かしづらくなって植物人間になる可能性が高いです、と医者に言われ、記憶があるうちに皆に会わせた方が良いとなって、親戚一同を急遽集めることになりました。

一緒に暮らしている娘たちをはじめ、みんなが周りで泣いていました。唯一諦めてなかった次女（私の母）が、シリカエナジーをたくさん飲ませてくれて、医者ももう最期だからと、何でも自由に好きにしたら良いという考えだったので、もともと買っていたシリカ入りの布団やケイ素石板、シリカ入り温熱座布団などをじゃんじゃん病室に持ち込みました。

これでもかというくらい、温め、シリカエナジーを飲ませたら、94 歳にして、わずか 10 日で点滴が外れて、失語もなく、認知もなく、手足が固まることもなく、1ヵ月で血液検査などの数値も正常値におさまってしまいました。

ヘモグロビン A1c の数値なんて、以前は薬を飲んでいても、9.3 前後だったのに、今は若い人たちと同じような数値の 6.3。これ以上下がると逆に低血糖になるからと、薬の量がここへきて減ったのです。本当はそのまま退院して良いと言われたのですが、大変な猛暑でしたから、体力に自信がなく、このまま病院にいる方が安全との判断になり、リハビリを兼ねて 3ヵ月、入院しながらリハビリを致しました。

今でもとても元気で、デイサービスに通うのがまるで学校みたいで、とっても楽しいと元気そのものです！「私はいつになったら死ねるのかしら（笑）」とお医者さんに愚痴るほど元気でして、当分、お迎えが来なさそうなので、このままシリカエナジーを飲んで、ケイ素石板やシリカの温熱布団で寝る毎日。デイサービスがまちどおしい毎日です♪

（小川さん　女性　94歳の祖母のことです）

体験談⑳　妊活がいっぱい

● 42歳で結婚。一度流産してしまいました。医者からは「妊娠はもう無理かもしれません」と言われ落ち込んでいた時に、サロンの黄土漢方蒸しに出会いました。

たった9回蒸されただけでなんと妊娠。医者が驚いて、さらにそれから30回ほぼ毎日入った今、お腹の赤ちゃんは順調。悪阻（つわり）も軽く毎日ルンルンです。

ところが、5センチの子宮筋腫があることが分かりました。医者からは支障はないとの診断をもらっています。毎日足蒸しの漢方蒸しをして、安産するぞと頑張っています！（その後、無事出産。約2時間で無痛分娩により安産でしたとの報告がありました）

（与田さん）

●体外受精や顕微鏡受精を計13回し、サプリメントなどを含め、お金も一千万ぐらいかけたけど、医者に「40歳を過ぎているので、これ以上は奥さんの体への負担が大きい。別の人生もあるのでは」と言われ諦めました。

せめて子宮筋腫だけでも治そうと、サロンへ。Asucaの黄土漢方蒸しを1回で気に入り購入。自宅で毎日入ったら、約半年後の経過観察で子宮筋腫がなくなっていて、なんと、赤ちゃんが出来ていたことが判明。奇跡と思いました！

（西田さん）

●子宮筋腫の手術をすでにしていて、その際見た筋腫はどす黒い塊がたくさんでした。サロンでAsuca黄土漢方蒸しに出会い購入。毎日入りました。まずは、子宮筋腫の手術をしてから体外受精をする計画になっていて、手術を行いましたら、鮮やかな赤色でコロコロした小さい筋腫が少量摘出し無事成功。

予定通り体外受精したら、グレードの高い卵が出来ていて、たった1回で見事着床。子宮が綺麗だから、第二子もいけるよと医者に言われ、本当にその2年後に2人目が誕生しました。毎日の黄土漢方蒸しのおかげで子宮筋腫も再発せず、2人とも安産でした。

（神林さん）

● 36歳で、排卵が少なく、何回体外受精しても流れて

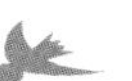

しまい、医者には諦めるよう言われました。漢方蒸しに出会い、週に5回通い、64回入ったら、卵が左に2つ、右に3つ、質の良い卵が見つかり、大喜び！子宮も綺麗になってホルモンバランスも良くなったので、医者に「これなら自然に出来るかも」と言われました。すると本当にすぐに自然妊娠出来ました。おかげさまで母子共に健康に出産することが出来ました！

（山川さん）

●38歳で「あなたの子宮は、育たない子宮」と医者に言われ、やはり何回も流産しました。サロンのAsuca黄土漢方蒸しに出会い、52回入りました。なんと自然妊娠し、安産することが出来ました。

（松原さん）

●40歳で初産。3,600グラムの男の子でした。1週間後に帝王切開の予定でしたが、サロンでAsucaに出会い、たったの4回足蒸しをしただけで、予定より早く産気づいて出産。なんと2時間で薬無しの無痛分娩でした！

（梅木さん）

●40歳の主人が、小さい頃からアトピーでステロイドをずっと使用していました。そのせいか分かりませんが、精子が出なくなり、出ても卵子にたどり着かない状態で、

医者には、妊娠は不可能と言われました。

まずは健康になろうと、サロンでAsuca黄土漢方蒸しを教わって購入し、夫婦で週に2回ずつ入りました。すると、1年半で、主人の精子が元気に泳げるようになって、見事着床。順調に妊娠出来、元気な赤ちゃんを産みました。

Asucaの漢方蒸しで人生が変わりました、本当にありがたいです！

（小野さん）

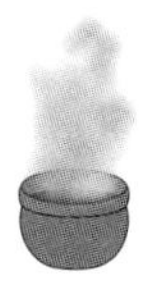

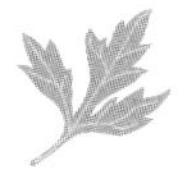

体験談について

黄土漢方蒸しは医療行為ではありませんが、体質改善や疲労回復など、病気になる前の予防のために行うことが目的で頑張って継続すると、様々な変化や改善がみられます。

しかし体感や体験には個人差がありますし、何よりご本人の努力も必要です。ですので、体験談で紹介しているような結果には至らず、途中でお止めになる方もいらっしゃいますし、一度の体験だけで気持ちよい変化を感じ継続される方ももちろんおられます。

また、体験談にもありました「引きこもり」や「学力アップ」のように、特に年齢が若ければ若いほど新陳代謝がよく、若い細胞が多いので反応や変化が早く、たった一度の体験で想像以上の変化も報告されています。

一方、黄土漢方蒸しを体験されても、まったく何も感じることなく、また良いとも思わず、続かない人もおられます。

私自身、毎日漢方蒸しを続けていても、朝起きてみたら全身じんま疹で腫れていたこともありました。いつものように漢方蒸しに入ってゆっくり休んでいたら、翌日には治っていましたが、Asucaの社長ご夫妻にご相談したところ、

「黄土漢方蒸しの体質改善は、投薬などによる治療にかかった年月の、およそ3倍ぐらいの時間がかかりますから、根気よく、出来るかぎり毎日続けましょう。漢方蒸しに頼るだけでなく、生活の見直しももちろん重要ですよ」

とアドバイスしてくださいました。

このことから、長年溜め込んだ自然以外のもの（ノンケミカルな異物）とか老廃物というものは、そう簡単に体外に排泄されないのだと実感し、改めて毎日の漢方蒸しをこれからも日課にして行こうと思います。

黄土漢方蒸しをして、なにがしかの反応が出る方は、これまで長きにわたり薬を飲んだり塗布してきた方や、手術をしてきた方が多いのです。

でもそれは漢方蒸しに限らず、その他の民間療法においても同じだと思います。ただAsucaの黄土漢方蒸しと、他の民間療法とでは何が違ったのかというと、蒸されている最中がとっても気持ちがよく楽しかったこと、また生理が楽になったり、便秘しなくなったり、アトピー以外の悩みが一つ一つ改善されたことでした。

でもこれは、あくまでも私の場合であって、それに賛同や共感してくれた方々のみ漢方蒸しを信じ、頑張って継続することができ、その結果、先のような様々な体験が出来たのだと思います。

私の漢方蒸しは毎日ですが、Asucaの社長がおっしゃ

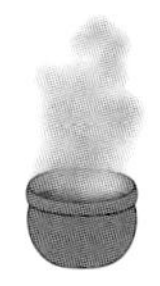

るように「毎日がベストですが、無理な場合は最低でも週2回はやりましょう。慌てず焦らず諦めず、頑張って楽しく続けましょう」だと思います。

似たような体質の人はいても、まったく同じ人はいませんから、個々に良い結果が出るまで続ける努力が必要という点では、漢方蒸しだろうが、民間療法だろうが、ましてや病院の治療でさえ、同じだろうと思います。

どれを選ぶかは自由ですし、誰も強制はできません。Asucaの漢方蒸しも、ご本人が心からいいな、続けたいなと思われない方にはお勧めできません。必ず全員が体質改善するという保証はありませんし、絶対ということもないので、肌に合わないと感じる方がいて当然です。それを確かめるためにも、まずはお気軽に一度ご体験なさってみてはと思います。　　　　　　　　　（筆者）

「黄土漢方蒸し」サロン・ガイド

（2023年10月現在）

①サロン名
②住所または最寄駅、アクセス方法など
③予約電話またはメール
④営業時間
⑤ホームページまたはSNSなど（ある場合のみ）

●宮城県　①**ホリスティックサロンすずらん**
②仙台市青葉区落合5-26-18（もんま鍼灸院内）
③022-391-7855
④10:00～18:00（不定休）
⑤https://momma-ac.jp/

●群馬県　①**スタジオ姫りんご**
②伊勢崎市下植木町
東武伊勢崎線・新伊勢崎駅より徒歩15分
北関東道自動車道・伊勢崎インターより車5分
③090-8496-9625
④10:00～
⑤studio.princess.apple（Instagram）
@qwd4569i（LINE）

①**人を繋ぐサロンみころ～る**
②高崎市浜尻町82-1
JR上越線・高崎問屋駅より徒歩8分
③070-4561-3588
④9:00～（電話にて要相談）
⑤micolor.keiko（Instagram）
@759rgwwk（LINE）

●埼玉県　①**こもれび～黄土漢方よもぎ蒸し・ヨガ・温活サロン～**
②川越市吉田
東武東上線・霞ヶ関駅より徒歩13分
③komorebi_yyonkt@yahoo.co.jp
④10:00～16:30（最終受付15:00）
土10:00～14:00（日月休）
⑤https://beauty.hotpepper.jp/kr/slnH000621304/
https://peraichi.com/landing_pages/view/puranadi/
https://www.Instagram.com//komorebi2212

●千葉県　①**整体院いっせん**
②千葉市中央区新町1-6 ラポール千葉新町802号室

JR総武線ほか・千葉駅より徒歩5分
③070-3880-2592
④平日9:00〜22:30（最終受付21:00）
土日祝9:00〜18:30（最終受付17:00）（不定休）
⑤https://seitai-issenn.com
https://instagram.com/seitai.issenn?igshid=OGQ5ZDc2ODk2ZA==

①プライベート黄土よもぎ蒸しサロンFronte（フロンテ）
②JR外房線・本納駅より車で5分
JR外房線・茂原駅または大網駅より車で12分
③https://tinyurl.com/bdhzz2t9
https://lin.ee/f21OD5o
④11:00〜19:00（不定休）
⑤https://oudoyomogimushi-fronte.storeinfo.jp/

●東京都

①Ameri
②墨田区向島5-28-10 オークヒル201
東武伊勢崎線・押上駅、曳舟駅より徒歩10分
③080-9698-6501
ameriiiii.522@gmail.com
https://lin.ee/bJ9dKg4
④10:00〜19:00（最終受付18:00）（月火休）
⑤@ameri_yomogimushi（Instagram）

①AL-HAYAT（アルハヤー）
②東急田園都市線・大井町線・二子新地駅より徒歩3分
東急田園都市線・大井町線・二子玉川駅より徒歩13分
③https://lin.ee/CvBvCZj
④9:30〜22:30（最終受付21:30）（不定休）
⑤https://www.al-hayat.info/

①N by mariran
②世田谷区三軒茶屋2-23-18-1F
③090-6038-2318
④9:30〜18:30（新規最終受付17:00）（日休）
⑤https://www.Instagram.com/n_bymariran__

①黄土漢方よもぎ蒸しサロン＊ほのちか＊
②西武新宿線・西武立川駅（送迎あり）
JR青梅線・昭島駅よりバス15分　P駐車場あり
③honochika51@gmail.com
④10:00〜18:00
⑤http://yomogi-honochika.amebaownd.com
https://page.line.me/120cmzpw
@hono.chika（Instagram）

①黄土漢方よもぎ蒸しサロンKAEDE
②武蔵野市吉祥寺南町2-8-6 第18通南ビル
③070-3278-4775
④10:30～20:30（最終受付19:30）
⑤https://kaede-yomogi.net/

①黄土漢方よもぎ蒸しサロンmuterra（ムーテララ）
②東京メトロ南北線・三田線、白金高輪駅より徒歩5分
③https://muterra.net/#yoyaku
④11:00～20:00（相談可）（不定休）
⑤https://muterra.net/

①cucor（クコル）
②品川区二葉4-11-13-103
東急大井町線・中延駅より徒歩7分
JR横須賀線・西大井駅より徒歩9分
③https://beauty.hotpepper.jp/kr/slnH000635575/
https://lin.ee/S6MSh5J
④10:00～20:00（最終受付19:00）（完全予約制）
（不定休）
⑤https://www.cucor.net/
https://www.instagram.com/cucor_yomogi/

①心晴れる家（こころはれるや）
②東京メトロ丸ノ内線・新高円寺駅より徒歩15分
JR中央線・高円寺駅よりバス10分
③kokorohareru8@gmail.com
④8:30～20:00
⑤http://ameblo.jp/kokorohareru8

①美鼻ラボ
②墨田区両国2-20-12-217
JR両国駅より徒歩1分
③050-3707-6438
bihanalabo@gmail.com
https://lin.ee/A2ig0eF
④8:00～20:00（月火休）
⑤@yumi_bihanalabo（Instagram）

①MAUA（マウア）
②JR山手線・恵比寿駅東口より徒歩5分
③mayuminn1202@gmail.com
④10:00～（電話にて要相談）
⑤https://mauamayumi.amebaownd.com/

①目黒駅前キュア治療院　温活ケアサロンcure
②品川区上大崎2-15-19　MG目黒駅前1011
JR山手線・目黒駅東口より徒歩1分
③https://lin.ee/2CqfOCB
nishida2351@ybb.ne.jp
④10:00～19:00（不定休）
⑤https://instagram.com/cure_take
https://instagram.com/yomogicarecure
https://cure.hp.peraichi.com/

①mariran 三軒茶屋
②世田谷区太子堂4-8-2
③090-5620-3600
④9:00～21:00（新規最終受付19:00）
⑤https://mariran.net
https://www.Instagram.com/mariran__

①mariran 中目黒
②目黒区上目黒2-44-5-402
③080-4597-2445
④9:00～21:00（新規最終受付19:00）
⑤https://www.Instagram.com/mariran__nakameguro

①mitasu mitasu inner cleansing space
②渋谷区東1-10-10 サアラ・グラッチャ203
③yomogi@mitasu-ics.com
④9:30～20:00（最終受付19:00）（水木休）
⑤https://mitasu-ics.com/
https://www.Instagram.com/mitasu_mitasu/

①Yumeスチームハウス
②京王井の頭線・久我山駅より徒歩5分
③03-5941-3126
④10:00～（電話にて要相談）
⑤https://www.instagram.com/yumesteam

①yurumaru（ゆるまる）黄土漢方蒸し専門サロン
～清澄白河エリア
②江東区佐賀2-5-6 メゾンR.A301
東京メトロ半蔵門線・清澄白河駅、水天宮駅
③InstagramまたはLINEのDMより予約
④月～土9:15～17:30　日祝9:15～17:00
（週2日最終受付20:00）（不定休）
⑤https://instagram.com/yurumaru_kampo?igshid=MmlzYWVlNDQ5Yg==

yurumaru_kampo（Instagram）
@yurumaru（LINE）

①LuLu-FLOR
②中央区銀座5-14-16 アビタシオン406
③東京メトロ・日比谷線ほか東銀座駅4出口徒歩2分
④10:00～20:00
⑤https://lulu-flor.com/
https://lin.ee/MFSgDUu

●神奈川県 ①隠れ家サロン　るーpark
②横浜市戸塚区平戸
JR横須賀線・東戸塚駅より徒歩12分
③ru.to.yomogi@gmail.com
④予約制
⑤ru_2525（Instagram）

①たかこ鍼灸院
②横浜市港北区綱島西
東急東横線・綱島駅西口より徒歩5分
③takako.harikyu@gmail.com
④11:00～21:00（最終受付19:00）（不定休）
⑤https://takako89.amebaownd.com

①re licca リッカ
②相模原市緑区橋本8-4-5 FUJIビル101
③042-703-4332
④火～金10:00～18:30　土10:00～15:00（日月休）
⑤https://www.instagram.com/re_licca_official

●静岡県 ①Onde
②島田市日之出町2-11 日之出町テラス202
JR東海道本線・島田駅北口より徒歩1分
③salon_onde61@icloud.com
④9:00～18:00
⑤https://www.onde-salon.com/

●兵庫県 ①温活サロン　結～musubi～
②姫路市白浜町
③musubi58@gmail.com
④10:00～17:00（日祝休）
⑤https://www.Instagram.com/musubi_onkatu/

●広島県 ①Relaxation Salon 暖寿～Danju～
②広島市南区宇品御幸3-8-7

③090-4145-3711
④10:00〜18:00
⑤LINEで【暖寿】と検索

●鹿児島県 ①**genki salon（ゲンキサロン）**
②鹿児島市谷山中央
③080-8574-8541
④電話やInstagramのDMより要相談
⑤genki.salon（Instagram）

①**Sun Lei Alohaサン レイ アロハ**
②南九州市川辺町
③09045833348
nao.riku.akari@docomo.ne.jp
④8:30〜19:00
⑤https://www.instagram.com/sun_lei_aloha

①**Happiness**
②鹿児島市桜ヶ丘8丁目
南九州市頴娃町牧之内
③090-5027-7472
④電話にて要相談

①**Hawaiian Healing Pono Pono**
②薩摩川内市平佐町3977-3
③090-1178-8919
④（水土日休）
⑤http://hawaiian-healing-ponopono.jimdosite.com/

①**ヒューケラ**
②鹿児島市平之町12-38-601
③090-5382-1033
④10:00〜最終受付要相談（不定休）

①**美容室もぜか堂**
②鹿児島市広木3-5-1 モゼカスタイル1F
③099-265-8200
④9:00〜18:00（月休、第二・四火休）
⑤https://beauty.hotpepper.jp/slnH000135694/

①**hair&spa etu**
②鹿屋市串良町岡崎2532-1
③0994-63-0066
https://lin.ee/zKld95V
④10:00〜17:30（最終受付17:00）

⑤https://ree1216.my.canva.site
https://instagram.com/ree.12.16?igshid=OGQ5ZDc2ODk2ZA==

①**ほぐし処どうや**
②鹿児島市吉野町8561-3
③090-1084-4473
pecorin1007@gmail.com
④10:00～20:00（年中無休完全要予約制）

①**ホリスティック・ラボavail garden**
②鹿児島市上谷口町1192
③099-837-8311
④9:00～21:00（火休）
⑤https://www.availgarden.com/

①**街のほけん室BAPPAN**
②鹿屋市寿8-9-3（三栄ハウジング敷地内）
③0994-36-8300
https://beauty.tsuku2.jp/salon/relax/0000126108
④9:30～17:30（水休）
⑤https://www.instagram.com/bappaaan

①**yu-hi～ユーヒ～**
②大島郡徳之島町亀津7514
ホテルグランドオーシャン隣
③090-2393-0598
@646otwyo（LINE）
④9:00～16:00（日祝休）
⑤https://instagram.com/yu_hi.2112?igshid=MmlzYWVlNDQ5Yg

①**予防美容サロンanul（アンウル）**
②姶良市西宮島町6-12
③0995-55-1771
④10:00～18:30（月休）
⑤http://anul-kagoshima.com

①**わいは★まはろWAIHA☆MAHALO**
②いちき串木野市上名2579-3
南九州自動車道・串木野インターよりすぐ右側
③aromahalo1@gmail.com
④13:00～19:00（最終受付18:30）（日祝定休）
⑤https://www.waihamahalo.com/
https://www.Instagram.com/aromahalo1/
https://www.Instagram.com//koba_gym54

おわりに

「活字離れ」と言われているご時世において、この本を手にとってくださり、こうして最後までお読みくださった皆様、本当にありがとうございます。

本文でも書いてきましたが、私は今、とても健康です。

もちろん疲れがたまり膝や腰がちょっと痛いとか、肩が少し凝っているかなと思うときもあるし、元気が出ないという日もあります。

でも、1年を通して、病院にはほとんど行かず、万が一のために用意してある常備薬も、ほとんど使わないため、気づけば消費期限がすっかり過ぎていることもしばしばです。保険者証も、年に一度、使うか使わないかといった具合です。

・健康であればこそ、元気に働けて、質の良いお仕事やパフォーマンスが出来る
・健康であればこそ、お金を生み出せる
・健康であればこそ、めいっぱい、なんの気兼ねもなく楽しく遊べる
・健康であればこそ、美味しいものが本当に美味しいと思えて幸せに感じられる

体調不良が慢性化し、病名がついてしまってからではなく、体調不良の段階で気づいて、無理をせず、回復改善に向かえるような生活を送ることが大切かと思います。

しかしながら、ときにはひどい風邪を引いたり、高熱に襲われて食欲もなく、体力が落ちることもあります。そんなときは無理に漢方蒸しをする必要はありません。

漢方蒸しは誰にでも効果があるとは限りませんし、生理中や妊娠中、ペースメーカー、高血圧、ヨモギアレルギーなどの場合は、サロンのアドバイザーにご相談の上で行うことをお勧めします。

私たち現代人は、忙し過ぎる生活で自分の体調のサインを見逃しがちだし、サインを感じても後回しにする健康ぼけのような人が多いように思います。

新型コロナウィルスの影響で、不要不急の外出の自粛が続く中で、確かにストレスも多かったけれど、中にはゆとりが生まれて、自分と向き合い、健康とも向き合う機会になった人もいたように思います。

そんなわけで、黄土漢方蒸しの７点セットを自分で購入し、自宅で利用できる利点を活用する人も増えてきました。

これからの時代は、そういった自己メンテナンスやセルフケア、予防医学といった健康の自己管理が求められる時代だと考えます。自分の健康管理は自己責任であることを認識する必要があるのです。

さて、今回初めての出版だったのですが、出版するにあたり、多くの方にお力添えをいただきました。とくにAsuca創設者の大塚社長ご夫妻、シリカエナジー研究開発者の唐津さん、石板を開発された代理店の川島さん、そして出版のお声がけをしてくださった出版社マガジンランドの伊藤社長に心から御礼申し上げます。

最後に、この本が出来るまでの執筆などを、天地から見守ってくれた4人の家族に深く感謝します。

令和2年（2020年）10月

小林　雅江

著者紹介
小林 雅江（こばやし まさえ）

1975年、大阪府生まれ。17歳でアトピー性皮膚炎と診断され29歳で重症化。医者から「西洋医学だけが道じゃない」と助言されたことで東洋医学や民間温熱療法に目覚める。
2007年Asuca社の「黄土漢方蒸し」に出会い日課とし、2009年に黄土漢方蒸しサロン『わいは★まはろ』を開業、アトピー以外に生理不順、生理痛、冷え症や便秘、ヘルペス、急性膵炎といった症状を自ら改善。その経験をもとに様々な悩みを持つお客様に黄土漢方蒸しやシリカエナジーで体質改善のアドバイスを行っている。
近年はAsuca公認のインストラクターとして、鹿児島を拠点に宮城、東京、神奈川のほか、兵庫、広島、福岡、宮崎、四国地方などのサロン開業のアドバイスやセミナーも開催している。
現在、3H(株)代表。3Hは、Health、Happiness、Hopeで、世の中を元気にしたいという意味を持つ。

健康と美容を保つ、スチームテラピー！
改訂版　黄土漢方蒸し

2021年　7月14日　第1刷発行
2023年11月10日　第2刷発行

著　　者　小林 雅江
発 行 人　伊藤 邦子
発 行 所　笑がお書房
〒168-0082東京都杉並区久我山3-27-7-101
TEL03-5941-3126
https://egao-shobo.amebaownd.com/

発 売 所　株式会社メディアパル（共同出版者・流通責任者）
〒162-8710東京都新宿区東五軒町6-24
TEL03-5261-1171

デザイン　市川事務所
イラスト　清水 ユメ

印刷製本　中央精版印刷株式会社

ISBN 978-4-8021-3261-9　C5077

＊本書は『黄土漢方蒸し』（マガジンランド2020年12月刊）を復刊したものです。